Enfermedades sistémicas en el consultorio odontológico

Conocimientos básicos odontológicos, Volume 3

Ksenia Basov

Published by Ksenia Basov, 2023.

ENFERMEDADES SISTÉMICAS EN EL CONSULTORIO ODONTOLÓGICO

First edition. February 28, 2023.

ISBN: 979-8215127070

Written by Ksenia Basov.

Also by Ksenia Basov

Conocimientos básicos odontológicos
Fármacología básica para el odontólogo
Urgencias médicas en el consultorio odontológico
Enfermedades sistémicas en el consultorio odontológico

Plus universitario
Tecnicas de estudio

Enfermedades sistémicas

¿Cuál es la prevalencia de enfermedades sistémicas?

Inicialmente debemos entender que la patología sistémica es una patología que afecta múltiples órganos al mismo tiempo lo cual origina que el paciente deba tener un trato especial, ya que la medicación que indiquemos puede tener interacciones o empeorar el padecimiento.

Álvarez Razo y Vallejo Rosero determinaron mediante un estudio de tipo observacional y retrospectivo la prevalencia de pacientes con patologías sistémicas en Ecuador determinando que la hipertensión arterial era más prevalente en comparación a la diabetes, sin embargo, en un estudio similar en España elaborado por Fernandez Feijoo y cols. Se demostró con una base de 2000 pacientes que patología reumatológica y la diabetes son las mas frecuentes y se recalcó que en el sistema público era más usual encontrar este tipo de pacientes en comparación al sistema privado, pero en este último los pacientes se encontraban medicados con múltiples fármacos.

Por lo que podemos inferir de que dependiendo de la zona geográfica y el socio económico del paciente encontraremos diferentes estadísticas.

Historia clínica y anamnesis

Para prevenir todas las urgencias, se requiere de estar siempre atentos a una buena anamnesis, y la realización de una historia clínica, este parámetro nos ayudará para entender cuáles son las posibles complicaciones de cada paciente, es muy importante escuchar al paciente y preguntar todo, no obviar ningún detalle por más insignificante que este sea, en una oportunidad tuve el caso de un paciente 26 años de edad, quien se realizaría la exodoncia de terceros molares superiores, el mencionó que en una oportunidad él se "desmayó" en el consultorio y que no le mostrara ni el diente ni sangre por ser ese el motivo, por lo que se procedió a taparle la cara al paciente y se inició el procedimiento, cuando de repente refiere que: ME VOY A DESMAYAR en realidad no se desmayó esa era un aura de una convulsión, por lo que se manejó la situación y se suspende la cirugía, se reevalúa al paciente y se indica una interconsulta con el neurólogo. Por lo que ustedes pueden ver cualquier dato es importante, otra paciente refirió ser alérgica a "ciertas cosas", pero no a la anestesia bucal, ya le realizaron procedimientos previos y todo normal, sin embargo, cuando se inicia el procedimiento quirúrgico la paciente inicia con cuadro de disnea y rash, se maneja urgencia resolviéndose y posteriormente a esto ya con el paciente estable y con el cuadro alérgico superado se indica interconsulta con el alergólogo. Por lo cual con estas experiencias podemos evidenciar la importancia de indagar profundamente en cada aspecto de la anamnesis.

Valoración por órganos y sistemas

Inicialmente debemos reconocer algunos términos semiológicos para poder entender cómo debemos realizar la historia clínica, en este sentido cuando preguntemos por los síntomas estaremos refiriéndonos por una manifestación subjetiva de la enfermedad es decir lo que el paciente percibe y esto se puede descubrir solo por el interrogatorio, ejemplo de esto sería el dolor, la disnea entre otras, por otra parte cuando mencionamos los signos nos estamos refiriendo de las manifestaciones objetivas de la enfermedad y esto se puede evidenciar solo por el examen clínico, (inspección, auscultación, percusión, vitropresión...) y por los métodos diagnósticos como la radiografía y los exámenes de laboratorio. Finalmente, el conjunto de síntomas y signos relacionados entre sí, con una fisiopatología en común pero diferentes etiologías se le reconocen como síndrome este término es más utilizado en la parte médica y ejemplo de esto sería: síndrome nefrótico, pero cuando el conjunto de síntomas y signos obedece a 1 sola causa es decir a 1 etiología se le reconoce como una enfermedad por ejemplo la enfermedad de Cushing

Para la historia clínica Se debe seguir una estructura la cual está conformada de la siguiente forma:

Datos personales

En este apartado se indaga sobre los datos básicos tales como nombre, apellido, sexo, edad, lugar de procedencia y residencia, trabajo, persona responsable número de teléfono entre otras, esto es muy importante debido a que con estos datos podemos ubicar la patología según los datos, por ejemplo un osteosarcoma en mandíbula se presenta casi siempre en pacientes jóvenes, un tumor de células escamosas por su parte es más frecuente en hombres mayores de 40 años y con hábitos OH+ (alcohol), así como hábitos tabáquicos, la fluorosis depende muchas veces del lugar de procedencia, el trabajo si es un paciente que trabaja en gasolineras tiene probabilidades de intoxicación por plomo, y así sucesivamente.

Motivo de la consulta

En este caso se debe preguntar que le motivó a ingresar a la consulta por ejemplo dolor en región mandibular en sector posterior derecho en vez de colocar: paciente acude para extracción del 3er molar inferior derecho esto debido a que el motivo está relacionado al síntoma (a lo que percibe el paciente) no hemos evaluado al paciente por lo que no podemos decir si es el 3er molar o algo más, se debe enfocar al síntoma (dolor, presión, molestia...) sin embargo también es frecuente que nos refieran pacientes, en este sentido podemos colocar este ejemplo (odontectomia de 3ros molares indicado por el ortodoncista) se indicaría en el motivo de la consulta: Remitido por el Dr...... para la odontectomía de 3ros molares por motivos ortodónticos.

Enfermedad actual

Después de conocer cuál es el motivo de la consulta necesitamos reconocer otros datos básicos de como apareció dicho motivo de la consulta por lo cual se debe seguir una regla nemotécnica para realizar la redacción de esta enfermedad actual la famosa ALICIA (Aparición, Localización, irradiación, características del dolor (pulsátil, punzante, opresivo...), Intensidad (del 1 al 10), Atenúa o Agrava, también se puede complementar con Horario, síntomas acompañantes o concomitantes y Evolución) ejemplo:

Paciente masculino 17 años de edad quien presenta IEA (inicio de enfermedad actual) el día 2 de febrero del año 2021 con aumento de volumen en región mandibular derecha, concomitante dolor ipsilateral (del mismo lado)el cual es de carácter punzante de moderada intensidad que agrava en las noches y se alivia espontáneamente, refiere fiebre de 39°C la cual se presenta en horas nocturnas 3 veces a la semana aproximadamente, refiere pérdida de peso aproximadamente 10kg, y que dicha lesión ha presentado un aumento progresivo desde su inicio hasta la presente fecha. Este sería una enfermedad actual correspondiente a una tumoración maligna mandibular.

Antecedentes personales

Tomar en consideración los antecedentes (fisiológicos, patológicos, de medio, hábitos) y familiares: en este caso es importante reconocer un orden iniciando con las enfermedades de la infancia (usualmente infectocontagiosas preguntar por VHS, VVZ, hepatitis entre otras) esto es importante porque en caso de que el paciente tuvo VVZ podemos pensar en una posible recidiva con Zoster la cual puede aparecer en el cráneo no solo en miembros o tronco, hepatitis se deben analizar posibles daños hepáticos y tomarlos en cuenta a la hora de medicar, y así sucesivamente.

El 2do apartado serían las enfermedades médicas: si el paciente posee alguna enfermedad actual como HTA, Diabetes, Epilepsia, Lupus, patologías renales, patologías tiroideas, entre otras si se encuentra controlado o no, con que está controlado

Seguimos con los antecedentes alérgicos en este debemos preguntar si posee alergia a algo (colorantes, conservantes, lácteos, huevo, enlatados, látex, medicamentos) y tal vez se preguntará y ¿poque me interesa si es alérgico al huevo? Y esto es porque el Propofol (medicamento utilizado para sedación) tiene dentro de sus componentes la lecitina de huevo, los conservantes también los podemos conseguir en los anestésicos locales, por lo cual este ítem es muy importante de indagar.

Presencia de hábitos tabáquicos cuantos cigarrillos al día desde que edad, OH+ tipo de bebidas alcohólicas ingiere y frecuencia, apetito, tipo de alimentación, sueño, estreñimiento, actividad física, hábitos sexuales entre otras

Finalmente si el paciente tuvo algún antecedente traumático y la resolución del mismo así como su gravedad, después de esto pasamos a los antecedentes familiares para determinar ciertas patologías que pueden ser heredadas o a las cuales el paciente se encuentra predispuesto, lo 1ro que preguntaremos es si sus padres están vivos, cuantos años tienen, al igual si posee hermanos si están vivos o en caso de estar fallecidos algunos de los familiares cuales fueron las causas, si todos están sanos o si poseen alguna patología en caso de estar sanos se coloca APS (aparentemente sanos)

Examen físico

Como todo debe seguir un orden realizaremos la anamnesis y la valoración de forma cefálico caudal es decir desde el cráneo hasta los miembros inferiores

Piel: elasticidad, turgencia, condición general de la piel

Cráneo-Cara: en esta debemos evaluar por elementos inicialmente si existe simetría o el paciente es asimétrico, los tercios faciales, la distancia intercantal, los ojos si las pupilas se encuentran de igual tamaño coloración de la esclera, si posee alguna deformidad nasal, continuar con los labios si poseen alguna lesión, y en cavidad bucal evaluando tejido blando, tejido duro, lengua, piso de boca, siempre palpar para evidenciar cualquier tipo de lesiones.

Cuello: palpar buscando presencia de ganglios, puntos gatillo en área muscular, presencia de bocio, movilidad, asimetrías.

Aparato respiratorio: se observa simetría se ausculta para evidenciar crepitantes o sibilancias.

Aparato circulatorio: se considera pulso, tensión arterial

Abdomen: se observa simetría, presencia de dolor en palpación.

Exámenes complementarios

Se indicarán modelo de estudio, radiografías, exámenes sanguíneos según se requiera en cada situación. Lo usual es por lo menos contar con una radiografía panorámica y una hematología completa más tiempos de coagulación esto nos brindará información muy relevante acerca de la salud general del paciente, por ejemplo si el paciente presenta una leucocitosis a expensas de neutrófilos reflejaría una infección de origen bacteriano, si es a expensas de eosinófilos una reacción alérgica o una infección parasitaria si es linfocitaria una infección viral, si los tiempos están aumentados podemos indagar un posible daño hepático (recordemos que los factores de coagulación se sintetizan en su mayoría en el hígado) y así sucesivamente cada uno de los exámenes nos dan una referencia más exacta de la condición sistémica.

Diagnósticos

Se establecen cada uno de los diagnósticos y plan de tratamiento en donde se explique el pronóstico de cada una de las patologías que presenta el paciente para pasar al consentimiento informado en donde debe aparecer ¿por qué se está realizando el tratamiento?, ¿qué ocurre si no se realiza el mismo?, ¿qué otras alternativas existen para solventar la situación?, las posibles complicaciones que pueden ocurrir, y si acepta o no el tratamiento.

Consentimiento informado

Esencial para poder comprobar que el paciente está de acuerdo con todo el procedimiento y que se le explicó con detalle cada una de las posibles complicaciones, en lo personal estructuré mi consentimiento informado con ayuda de un abogado el cual cubre el seguro de responsabilidad civil, como varía según el país esto es lo más recomendable, la estructura que sigo es la siguiente: primero datos del paciente y del consultorio, posteriormente el procedimiento que se va a realizar y el por qué, como se va a realizar este procedimiento (describiendo los tiempos operatorios, anestesia a utilizar...) complicaciones preoperatorias postoperatorias e intraoperatorias (algunos especialistas colocan hasta dibujitos para explicarle al paciente) la medicación que se va a indicar así como las indicaciones postoperatorias, y finalmente si el paciente acepta el procedimiento firma en donde dice que acepta el procedimiento (si es menor de edad firman los representantes) y coloca su número de cedula, y en caso de que no acepte el procedimiento debe firmar en otro ítem en donde se expresa que rechaza dicho procedimiento y conoce las consecuencias de sus actos.

Evolución

Después de ello continuaremos con la evolución clínica del paciente, la cual debe llevar fecha y hora firma del especialista que atendió, lo que se le hizo y firma del paciente (esto difiere según el país en donde se encuentre, así como según la institución ejemplo en centros hospitalarios no es igual que en un consultorio).

Importante a la hora de realizar la anamnesis

De forma resumida inicialmente preguntaremos por órganos y sistemas cada una de las patologías, en palabras sencillas, debido a que no todos conocen los términos médicos, por ejemplo no todos saben lo que es la diabetes, mejor pregunte si tiene azúcar en la sangre, otras patologías son más conocidas, de igual forma con los medicamentos casi nadie reconoce la palabra de antiresortivos (bifosfonatos, antiangiogénicos, anticuerpo monoclonal) pero podemos tener pistas si el paciente tiene patologías tales como lupus, osteoporosis, menopausia, cáncer, entre otras... casi siempre pueden tener pista al preguntarles si toma algo o le inyectan para los huesos 1 vez al mes otros pacientes lo reconocen como calcio de 1 vez al mes. Podemos hacer énfasis en esto y realizar preguntas más específicas también con los otros medicamentos, y situaciones ejemplo si tiene una que le ayuda a que la sangre no coagule...

Con todos estos datos procedemos a clasificar al paciente según el ASA

Clasificación ASA

ASA1: Son todos aquellos pacientes sanos

ASA2: En este se encuentran todos aquellos pacientes que poseen alguna enfermedad sistémica leve o moderada que no produce ninguna incapacidad o limitación funcional, por ejemplo: la HTA controlada, anemia, tabaquismo, embarazo, obesidad asma, pacientes menores de 1 año o mayores de 70 años.

ASA3: Corresponde a todos los pacientes que se encuentran con alguna alteración sistémica grave, con limitaciones funcionales como por ejemplo patologías no controladas (diabetes, HTA, asma), EPOC, obesidad mórbida, infarto al miocardio previo entre otras.

ASA4: Todos aquellos pacientes con enfermedades sistémicas graves, las cuales a su vez son inestables y que constituyen una amenaza para la vida del paciente como por ejemplo el Angor inestable, insuficiencia cardíaca, renal, hepatopatías, entre otras cabe destacar que estas situaciones no siempre pueden resolverse quirúrgicamente.

ASA5: Pacientes en estado terminal con pocas expectativas de supervivencia.

ASA6: Paciente con muerte cerebral.

Esto nos ayudará a predecir de forma más acertada posibles complicaciones sistémicas en nuestro consultorio y referir a tiempo al paciente para que sea tratado previamente por su médico tratante, alergólogos, cardiólogo entre otros. Para manejar de forma correcta al paciente previo a cualquier tratamiento odontológico-quirúrgico.

Como realizar una interconsulta

Para realizar una interconsulta es necesario colocar el servicio al cual está dirigido y explicar la situación del paciente por ejemplo: servicio de medicina interna paciente (nombre del paciente) quien acude a consulta por presentar (diagnóstico odontológico) refiere antecedentes de (diagnostico médico) con tratamiento de (nombrar los genéricos de cada uno), dicho paciente requiere de tratamiento quirúrgico por lo que se indicará (antibióticos, analgésicos y anestésicos que se utilizaran en la intervención y posteriormente) se agradecen sugerencias por parte de su servicio. Firma y sello del solicitante.

Enfermedades cardiovasculares y trastornos de la hemostasia más relevantes

Hipertensión arterial

Es una enfermedad crónica donde la presión arterial alcanza o supera los 140/90 mmHg sin embargo esta definición difiere dependiendo de la institución y la situación.

En este sentido se consideran las cifras tensionales en 3 situaciones: la tensión arterial tomada en la casa, trabajo y ambulatoria, a su vez existen varias asociaciones las cuales la estudian tales como: AHA/ACC (American Heart Association/American College of Cardiology), ESC/ESH (European Society of Cardiology/European Society of Hypertension), e ISH (International Society of Hypertension).

Dependiendo de la institución y los parámetros se considera si el paciente es o no hipertenso pudiendo considerarse el estado hipertensivo desde 130/80mmHg durante las horas del día y 110/65mmHg durante las horas nocturnas según la AHA/ACC. Estas cifras tensionales también difieren según el país en donde nos encontramos y finalmente a patologías asociadas como la diabetes, en el caso de tener un cuadro asociado con este se considera mantener la tensión arterial en 140/90mmHg como un logro, pero en su ausencia se considera la cifra tensional adecuada en 130/80mmHg.

Cabe destacar que esta patología es pocas veces diagnosticada a tiempo siendo una de las causas mas frecuentes de mortalidad en personas mayores a 55 años, afectando aproximadamente un tercio de la población según estudios españoles.

Se puede decir que por estas razones la podemos encontrar con mayor frecuencia en la consulta odontológica, sin embargo, no todas se encuentran bien manejadas, en un estudio realizado en Perú por la dra Lozada y cols, determinó que el 15% de los pacientes hipertensos no se encuentran controlados, además de esto se comprobó la comorbilidad con dislipidemia en un 17%, artrosis 13%, diabetes 14%, asma 5%, gastritis 6%, osteoporosis 4%, glaucoma 4%, obesidad 6%, entre otras.

Etiología

La HTA se considera multifactorial, sus riesgos pueden ser modificables (dieta, estilo de vida (cigarrillo, alcohol, sedentarismo, dieta) y no modificables (edad, género, herencia). A su vez la hipertensión puede ser primaria o secundaria esta última cuando esta asociada a otras patologías.

Debido a estos factores los tratamientos son medicamentosos, pero también se ven influidos bajo el cambio del estilo de vida, en un estudio realizado por Graudal y cols. Se determinó que cambiar la ingesta de sodio contribuye a descender en 0.4mmHg las cifras tensionales en pacientes blancos con una tensión normal y hasta 4mmHg en pacientes blancos hipertensos. En las guías de Asia han determinado que la cantidad de sodio no debe de exceder a 2-2.4grs al día.

Entre otras de las indicaciones se encuentra la modificación del estilo de vida en este aspecto es importante recalcar la importancia de abandonar el cigarrillo, cambiar a una dieta saludable y realizar ejercicio.

Signos y síntomas

La hipertensión tiene un desarrollo crónico y asintomático, sin embargo, con el tiempo se presentan daños fisiológicos que afectan diferentes órganos tales como: los riñones, ojos, sistema cardiovascular, entre otros.

Algunos de los posibles signos y síntomas son: las cefaleas matutinas, fatiga epistaxis, alteración de la función visual, náuseas, ansiedad, temblores musculares entre otras.

Medicamentos antihipertensivos e interacciones más importantes

diltiazem y felodipina tiene interacciones con la eritromicina ya que con esta se incrementa la concentración del medicamento hipotensor, y con la Fenitoína y

carbamacepina (medicamentos anticonvulsivantes) esta por el contrario reduce la concentración del medicamento.

β-bloqueadores cardioselectivos y no cardioselectivos: no deben utilizarse con anestésicos que tengan vasoconstrictores adrenérgicos como la adrenalina ya que pueden producir hipertensión o bradicardia, también disminuye su efecto con el uso de AINEs.

Bloqueantes alfa adrenérgicos y alfa-beta adrenérgicos Propranolol, nadolol, timolol, metoprolol y atenolol: con la Indometacina y los AINEs se disminuyen el efecto hipotensor.

Nadolol: tiene interacción con los fármacos utilizados para la anestesia general o la fenotiacina (fármaco para prevenir emesis (vómitos)) produce hipertensión.

Clortalidona: no se debe indicar indometacina en estos pacientes debido a que atenúa el efecto del diurético, en el caso de los corticoesteroides contribuye a reducir en mayor cantidad el potasio.

Inhibidores de ECA y los diuréticos de ASA tienen interacciones con los AINEs disminuyendo el efecto hipotensor.

Metildopa y Antagonistas adrenérgicos periféricos: se debe tener precaución con el uso del vasoconstrictor, a su vez también puede potenciar el efecto de los depresores del SNC, y disminuye su efecto con el uso en conjunto con los AINEs

Vasodilatadores directos: pueden reducir el efecto de los vasoconstrictores, los AINEs disminuyen su efecto antihipertensivo.

Estos medicamentos a su vez pueden generar efectos secundarios como por ejemplo los Inhibidores de la ECA los cuales puede causar neutropenia y trombocitopenia, por otra parte, también existen manifestaciones a nivel bucal como hipo salivación, lengua negra, hiperplasia gingival, reacciones liquenoides, reacciones penfigoides, ulceras entre otras.

Otras consideraciones médicas

Para atender a este tipo de pacientes inicialmente se debe conocer este antecedente, así como la medicación actual, posterior a esto se indica una interconsulta para poder corroborar: el control de la hipertensión en el momento actual, la medicación (muchas veces el paciente no refiere todas bien sea porque no recuerda los medicamentos o no se encuentra realizando el tratamiento de forma adecuada o completa), así como posibles sugerencias por parte de su servicio para el tratamiento de su paciente, consultar en caso de que sea un paciente aprehensivo si este puede utilizar fármacos ansiolíticos previo a algún procedimiento odontológico que lo requiera, así como uso de vasoconstrictores, antibióticos y AINEs.

Por otra parte en consulta debemos realizar la toma de presión arterial previo al procedimiento, durante y posterior al mismo, citarlo siempre en horas de la mañana y procurando que estas citas sean cortas y breves, en mi opinión el uso de ansiolíticos no es tan necesario al menos que realmente sea un procedimiento muy extenuante (cirugía de piezas múltiples) o que el paciente sea extremadamente aprehensivo, pero siempre debemos recordar que este tipo de fármacos tienen un potencial efecto adictivo en el paciente por lo que no es recomendable utilizarlo a la ligera.

Siempre se debe tratar un paciente que se encuentre controlado, los pacientes que no se encuentren controlados de igual forma realizar una interconsulta previa con el cardiólogo y posteriormente cuando ya se encuentre controlado tratarlo, esto para evitar riesgos en la consulta.

Por otra parte, se debe tomar en cuenta que todo procedimiento odontológico puede generar estrés y si existen experiencias negativas previamente esto va a agravar la situación, lo cual pudiera llegar a complicarse con un infarto o un ACV durante su atención odontológica por lo tanto es necesario realizar una buena anamnesis sobre los antecedentes personales para poder manejar de forma correcta tanto las interacciones como la ansiedad que le genera la consulta.

Otros de los tópicos muy controversiales es el uso de vasoconstrictores en este tipo de pacientes. Recordemos que un cartucho presenta una cantidad muy pequeña de vasoconstrictor por lo cual en la actualidad se toma como beneficioso utilizarla ya que concentra el anestésico, prolonga su durabilidad, mejora el efecto anestésico (lo cual a su vez disminuye el dolor y con eso el estrés) entre otros muchos beneficios, sin embargo no debemos exceder en la cantidad, pudiéramos por ejemplo utilizar un cartucho y posteriormente reforzar con un anestésico sin vasoconstrictor, en estos pacientes deberíamos evitar utilizar la noradrenalina y levonordefrina.

Por otra parte, una contraindicación para el uso de vasoconstrictores sería en pacientes no controlados (a los cuales no se debería de tratar hasta encontrarse controlados), arritmias refractarias, anginas inestables, IC descompensada e hipertiroidismo así como en pacientes con infartos previos y recientes (esta contraindicado tratar pacientes con menos de 6 meses de evolución de un infarto).

Siempre recordar realizar una aspiración previa para evitar la inyección intravascular.

Finalmente al estar medicados con fármacos hipotensores se debe tener precaución con la hipotensión ortostática la cual se produce por cambios bruscos de posición en el caso de la consulta se debe sentar poco a poco al paciente y decirle que espere por un tiempo en la unidad dental.

Recordemos siempre preguntarle al paciente si tiene una sensación de mareos, cefalea, náuseas, desorientación, debilidad, todos estos signos nos deben alertar para parar inmediatamente el procedimiento tranquilizar al paciente y tomar la tensión arterial para saber si nos encontramos ante una crisis hipertensiva, en esta crisis la tensión se aumente a 120/210mmHg, en caso de que nos encontremos en esta situación se sugiere utilizar captopril VO 25mg y evaluar a los

15-30min (posteriormente se puede volver a administrar hasta los 100mg, otras opciones son el Amlodipino en una dosis de 5mg, y el atenolol 50-100mg (máximo 2 dosis), es preferible de igual forma comunicarnos con el médico tratante, de forma inmediata y en caso de que el paciente no responda dirigirlo a un centro hospitalario.

Angina de pecho y Cardiopatía isquémica

La isquemia al miocardio se puede presentar de 3 formas: como un dolor opresivo en el pecho breve (angina de pecho), si es prolongado y muchas veces irradiado al brazo izquierdo o mandíbula ya nos encontramos ante un infarto y finalmente su 3ra forma es la muerte súbita la cual se encuentra asociado usualmente a las arritmias.

Esto se debe a la disminución de flujo sanguíneo en las arterias coronarias casi siempre debido a placas o lesiones ateroesclerosas en la íntima de dichas arterias.

Etiología

Al igual que en la hipertensión, la cardiopatía isquémica es de causa multifactorial, en este sentido la edad del paciente el sexo (en el caso de las mujeres aumenta el riesgo posterior a la menopausia), el consumo de tabaco, anticonceptivos, la presencia de dislipidemia e hipertensión, sedentarismo, dieta rica en grasas y carbohidratos son algunos de los factores desencadenantes.

Manifestaciones clínicas

Angina de pecho

Inicialmente se clasificaba a la angina de pecho en 2 estable e inestable, en el caso de ser estable se presenta un dolor torácico de corta duración, el cual es opresivo, pesado en el pecho usualmente aparece durante el ejercicio estrés o posterior a la ingesta de alimentos, y su duración en promedio es de 1 a 3 minutos además de esto debe ceder los síntomas con el uso de nitroglicerina y se irradia el dolor a los brazos, mandíbula, cuello, paladar o lengua. Si presenta estos síntomas estamos en presencia de una angina típica, si solo se presentan 2 síntomas se le denomina atípica y si no presenta ninguno de estos síntomas el dolor torácico se debe a otra causa.

La inestable por su parte puede aparecer en reposo, no siempre responde bien a la nitroglicerina y su duración es más extensa.

Sin embargo, en la actualidad esta clasificación ha variado y actualmente cuando hablamos de angina la podemos clasificar según la fisiopatología en: angina asociada a enfermedad arterial obstructiva, no asociada a enfermedad arterial obstructiva como la angina microvascular, y la angina asociada a vasoespasmo, por lo cual el tratamiento de esta condición es mas específica en la actualidad.

Infarto al miocardio

En el infarto el dolor es de duración más extensa, de igual forma se puede irradiar y no se alivia con vasodilatadores como la nitroglicerina, ocurre básicamente por la isquemia de una arteria coronaria con la que se reduce la perfusión sanguínea en un área específico del corazón.

Consideraciones durante el tratamiento odontológico

Inicialmente debemos realizar como en todos los casos una interconsulta para reconocer el estado del paciente, los resultados de las pruebas de esfuerzo si existe alguna otra complicación entre otras, nunca debemos atender a un paciente que se encuentre manejado o inestable, en el caso de que el paciente sufriera de un infarto se aplazará todo tratamiento hasta que se cumplan más de 6 meses y en el caso de una angina más de 3 meses, en el caso de presentar una cirugía de implante o stent coronario se debe mantener doble antiagregación recordemos nunca suspender ninguno de estos medicamentos.

Con respecto al manejo del paciente es el mismo que en un paciente hipertenso solo que en este caso debemos considerar que el paciente asista con la nitroglicerina en caso de no tener en el consultorio, considerar el uso de AAS, y otros antiagregantes o anticoagulantes, en este caso solicitar laboratorios previos como el INR, en caso de que el paciente presente dolor torácico en la consulta inicialmente suspenda el tratamiento, a continuación administre nitroglicerina, y oxígeno a 3Lts/min, si el dolor no alivia en 5 min repita el procedimiento, monitorice los signos vitales, posteriormente si el dolor continúa administre un 3er comprimido de nitroglicerina, en todo momento es necesario que el médico tratante sepa de este episodio y en caso de no mejorar ingresar al paciente de inmediato al hospital, se sugiere que las citas de estos pacientes sean de corta duración y a lo largo del día (evitar las 1ras horas de la mañana y las últimas de la tarde)

Insuficiencia cardíaca

En la insuficiencia cardíaca el corazón no tiene la capacidad de satisfacer las necesidades metabólicas del organismo por lo que debe aumentar las presiones de llenado y con esto se disminuye el gasto cardíaco es decir que existe un bombeo sanguíneo insuficiente, como en los casos anteriores el tratamiento odontológico esta precedido por una interconsulta y corroborando que el paciente se encuentre estable, realice sesiones cortas, lo menos estresantes en lo posible, estudie que clase de IC sufre su paciente (del II al IV el paciente no tolera la posición de decúbito supino, (esto por el edema pulmonar que presenta) por lo cual es mejor colocarlo vertical).

Por otro lado, tomar en cuenta la medicación utilizada, en el caso de que el paciente se encuentre con un tratamiento con digoxina, considerar el uso de anestesia sin vasoconstrictor ya que con la adrenalina puede desencadenarse arritmias. Al igual que en pacientes con IC clase III o IV no se debe utilizar vasoconstrictores.

Otras interacciones que considerar

Los AINES disminuyen la eficacia de: los IECA, diuréticos tiazídicos, diuréticos de ASA, diuréticos ahorradores de potasio y vasodilatadores

Los glucósidos digitálicos (digoxina) están contraindicados con la eritromicina, y al emplearse con adrenalina o levonordefrina pueden causar arritmias.

Cardiopatías congénitas

Son malformaciones que ocurren en el corazón al momento de nacer muchos de ellos predisponen en caso de no realizar una profilaxis a complicaciones tales como la endocarditis bacteriana (EB) y la endarteritis bacteriana (EAB)

Consideraciones en el tratamiento odontológico

En el cuadro que se presenta a continuación se resumen los antibióticos de 1ra elección para la profilaxis de antibióticos así como en que casos se utilizan y en que tratamientos odontológicos se deben utilizar, siempre en los procedimientos que involucren el espacio periodontal así como la presencia de sangrado se debe realizar una profilaxis previamente, por el contrario en restauraciones y otros procedimientos mas simples se encuentran contraindicados. El antibiótico utilizado en la profilaxis debe ser diferente al antibiótico que se administre posteriormente para no crear resistencia bacteriana, una interconsulta previa determinará el estado del paciente, en caso de tener síntomas secundarios a la cardiopatía se debe valorar una posible insuficiencia cardíaca, así como medidas preventivas de sangrado, estos pacientes además de la profilaxis deben de realizar un enjuague bucal previo con clorhexidina al 0.12%

Profilaxis en endocarditis bacteriana según condición cardíaca

Alto riesgo	Riesgo moderado	Bajo riesgo	Condición	Antibiótico	Dosis infantil	Dosis adulto	tiempo
Válvulas cardíacas protésicas, (mecánicas, biológicas y homoinjertos). Endocarditis infecciosa previa Endocarditis infecciosa en curso Cardiopatías congénitas cianóticas complejas (ej.: ventrículo único, transposición de los grandes vasos, T de Fallot). Shunts o conductos sistémicos pulmonares de origen quirúrgico	Malformaciones cardíacas congénitas (excepto las mencionadas en alto riesgo Disfunción valvular adquirida (ej.: enfermedad valvular reumática). Miocardiopatía hipertrófica con obstrucción al tracto de salida Prolapso de válvula mitral con insuficiencia valvular y/o valvas engrosadas en hombres > a 45 años o valvas > de 5mm independientemente del sexo o edad Transplantados cardíacos	Prolapso de válvula mitral sin insuficiencia valvular ni valvas engrosadas. CIA tipo ostium secundum aislada CIA, CIV o ductus arterioso reparados quirúrgicamente (sin defecto residual después de 6 meses). Cirugía de revascularización miocárdica previa. Soplos cardíacos fisiológicos, funcionales o inocentes. Enfermedad de Kawasaki y fiebre reumática previa sin disfunción valvular. Marcapasos cardíacos (intravasculares o epicárdicos) y cardiodesfibriladores implantables.	No alérgicos VO	Amoxicilina	50 mg/kg	2 g	1 h. antes
			Alérgicos a la penicilina VO	Eritromicina Cefalexina Clindamicina Azitromicina o Claritromicina	20 mg/kg 50 mg/kg 20 mg/kg 15mg/kg	1 g 2 g 600 mg 500 mg	
			Incapaces de ingerir por Vía oral EV-IM	Ampicilina	50 mg/kg	2 g	
			Alérgicos a la penicilina e incapaces de ingerir por boca EV-IM	Clindamicina Cefazolina o ceftriaxona	20 mg/kg 50 mg/kg	600mg 1 g	30 min antes

Profilaxis de endocarditis recomendada

Extracciones dentales, procedimientos periodontales, (cirugía, raspaje y alisado radicular), Implantes dentales y reimplante de dientes avulsionados, Instrumentación de conductos radiculares , apicectomías , colocación de cintas antibióticas en la zona subgingival , colocación de bandas de ortodoncia, anestesia local intraligamentosa , procedimiento que incluya manejo de tejido gingival, periapical y en donde se presume sangrado

Profilaxis de endocarditis no recomendada

Tratamiento de conducto (siempre y cuando no exceda el límite periapical), colocación de goma de Dique, remoción de suturas, aplicación de flúor, realización de impresiones dentales, rxs dentales, tratamiento ortodóntico

Otras indicaciones de Profilaxis Antibiótica

* Artropatías inflamatorias: artritis reumatoide, lupus
* eritematoso sistémico
* Estados de inmunosupresión por enfermedad, fármacos, trasplantados o radioterapia
* Riesgo de endocarditis infecciosa
* Prótesis osteoarticular
* Desnutrición, hemofilia, insuficiencia renal o hepática y esplenectomizado

Endocarditis

Es una infección del endocardio el cual es de origen bacteriano usualmente, los estreptococos y estafilococos son responsables en su mayoría de esta. Como medidas preventivas se realiza la profilaxis antibiótica sin embargo mediante numerosos estudios se ha determinado que el uso del hilo dental, cepillado, o hasta el simple hecho de masticar puede aumentar el riesgo de la bacteremia y por lo tanto de la endocarditis.

En este sentido es importante recalcar que las actividades odontológicas que requieran de profilaxis se realicen el mismo día para no exponer al paciente a una posible resistencia, por otro lado, mantener intacta la salud periodontal y la educación del paciente al cuidado de la higiene bucal.

Tratamiento con anticoagulantes y antiagregantes

Si algo he aprendido en la practica clínica es que un paciente que se encuentre bajo este tipo de tratamiento es por que realmente lo requiere, en este sentido apartando los que toman AAS por prevención sin receta médica ni valoración, el paciente que se encuentra bajo el tratamiento con estos fármacos es porque tiene predisposición a crear trombos lo que quiere decir que posee un riesgo significativo a la trombosis venosa, embolismo, infarto al miocardio, ECV, trombos en prótesis valvulares entre otras por lo tanto NUNCA DEBEMOS SUSPENDER EL TRATAMIENTO SIN PREVIA INTERCONSULTA, ya que puede generar la muerte del paciente.

Se debe solicitar una hematología completa, creatinina, y urea con un INR si este se encuentra en 2 o 3 podemos realizar procedimientos quirúrgicos utilizando medidas hemostáticas locales. Por otra parte, también se debe considerar el riesgo al sangrado las de mayor riesgo son la cirugía oral o periodontal así como el curetaje gingival el cual puede ser manejado con este INR.

Se debe tener en cuenta patologías asociadas o la razón de el uso de estos fármacos y en el caso de que sea por diálisis, casi siempre el tratamiento es intrahospitalario.

Fármacos antiagregantes

Inhibidores de la ciclooxigenasa

• Ácido acetilsalicílico (AAS)

Es el antiagregante más utilizado por su bajo costo y efectividad, su me-canismo de acción es irreversible lo cual permite un efecto prolongado que dura de 7 a 11 días (vida de la plaqueta), se basa en la inhibición de la ciclooxigenasa 1 (COX-1), enzima la cual se encarga de transformar el ácido araquidónico en tromboxano A2.

• Trifusal

Al igual que el AAS esta inhibe de forma irreversible la COX-1, sin em-bargo, también se ha descrito la inhibición de la fosfodiesterasa.

Inhibidores de la fosfodiesterasa

• El dipiridamol

Produce una inhibición de la fosfodiesterasa, esta enzima transforma en adenosín monofosfato cíclico (AMPc) en adenosín monofosfato (AMP), el efecto es mayor en la adhesión que en la agregación, y sus indicaciones están limitadas a la sustitución del AAS (cuando el AAS se encuentre contraindicado) por lo cual no es un fármaco de primera elección

Inhibidores de los receptores de adenosín fosfato (ADP) (receptor P2Y12)

• Clopidogrel

Es un profármaco con una acción antiplaquetaria más marcada que el AAS este inhibe de forma irreversible el receptor P2Y12. Su efecto máximo es alcanzado a las 2-3 hrs y se mantiene por 7 a 10 días posteriores a la supresión del fármaco, puede asociarse al AAS en algunos casos o utilizarse en pacientes que posean contraindicaciones de este.

• Prasugrel

De igual forma se une de forma irreversible al receptor P2Y12 del ADP, su efecto es de 5 a 10 días es más potente que el clopidogrel, utilizándose en pacientes con síndrome coronario agudo su actividad antiplaquetaria inicia a los 30 min y dura de 5 a 10 días.

- **El ticagrelor**

Este no es un profármaco y deriva de las ciclopentil-triazolopirimidinas, por lo cual su inhibición es de forma reversible a diferencia de las anteriores, su efecto puede perdurar de 5 a 7 días.

- **Cangrelor**

Es análogo del ATP; su administración es parenteral, actúa de forma reversible con una acción de inicio rápido, vida media corta (2-5min) y per-mite la recuperación plaquetaria posterior a 1 o 2 hrs de su administración esto permite ser más fiable para los pacientes en riesgo.

- **Antagonistas del receptor de la glucoproteína IIb/IIIa**

Estos fármacos inhiben el receptor de la glucoproteína IIb/IIIa (GP IIb/IIIa) uniéndose a las cadenas de fibrinógeno, los fármacos pertenecientes a este grupo se administran por vía parenteral y se utilizan en prevención primaria por su acción inmediata.

Fármacos anticoagulantes

Se ha utilizado a través de los años para prevenir el tromboembolismo venoso, por lo cual se utiliza como profilaxis en cirugías programadas, también en la prevención del ictus, de la embolia sistémica, en pacientes con fibrilación, patologías isquémicas del corazón, entre otras.

- **Heparina**

Es un mucopolisacárido que se une a la antitrombina III, actuando como un inhibidor de la trombina, y los factores IX, X, XI y XII. La administración se realiza por vía parenteral cada 24 horas.

- **Acenocumarol y Warfarina**

Son fármacos antagonistas de la vitamina K, que actúan reduciendo la síntesis hepática de los factores dependientes de vitamina K (II, VII, IX, X, proteína C y S), su vida media plasmática es de 10 a 24 hrs sin embargo su efecto no es inmediato.

- **Rivaroxabán**

Estos fármacos son inhibidores competitivos y reversibles del factor de coagulación Xa.

- **Dabigatrán (Pradaxa®).**

Es un profármaco inhibidor reversible de la trombina, su mecanismo de acción se basa en la inhibición de la transformación de fibrinógeno a fibrina.

Consideraciones postquirurgicas

Se debe realizar una cirugía lo más atraumática posible, y posterior a ello se debe irrigar la zona con una ampolla de 500 mg de ácido tranexámico, colocar un hemospon intraalveolar y suturar después de eso mantener una gasa mordida que ayude a comprimir la herida y volver a revisar al paciente dentro de unos 10 min para evidenciar que no exista sangrado activo.

Si el sangrado intraoperatorio fue abundante se puede sugerir enjuagues cada 6 hrs con acido tranexámico diluido, así como las indicaciones posteriores a cualquier cirugía como dieta fría, no escupir, no usar sorbetes entre otras, lo importante es preguntar al día siguiente como sigue el paciente, y mantenerlo monitorizado durante su postoperatorio. A la vez debemos de tomar en cuenta la medicación postoperatoria ya que los AINEs tienen componente antiagregante y pueden potenciar la acción.

Trastornos primarios:

Vasculopatías congénitas:

Telangiectasia hemorrágica o enfermedad de Rendu-Osler:

Esta patología se caracteriza por harmatomas vasculares en piel y en mucosas, las cuales se presentan desde el nacimiento como maculas de color Vinotinto y de tamaño variable al romperse causan hemorragia local pudiendo afectar órganos y sistemas tales como el sistema genitourinario, respiratorio, digestivo entre otros, muy común también la presencia de epistaxis, y anemia ferropénica en estos pacientes.

¿Cuál es el tratamiento más adecuado en esta situación?

Inicialmente una anamnesis la cual en caso de arrojar esta patología se debe indicar una profilaxis antibiótica ya que se ha reportado la posibilidad de abscesos cerebrales, por otra parte, si este paciente presenta un sangrado intraoperatorio se debe realizar presión en la zona, así como agentes hemostáticos o cauterizar la zona con nitrato de plata o ácido crómico.

Angioqueratoma

Son un grupo de malformaciones vasculares o tumoraciones de origen vascular benignas que cursan con dilatación de capilares e hiperqueratosis, al examen clínico se evidencian como pápulas verrucosas y queratosicas, o placas solitarias o múltiples de 2mm hasta 1cm de diámetro, de color rojo azulado o negro las cuales no presentan sintomatología en la mayoría de los casos sin embargo pueden verse acompañados de sangrado intermitente y casi siempre se le relacionan a un traumatismo previo.

Se han descrito 5 tipos clínicos entre los cuales se encuentran el angioqueratoma de Mibelli (este se presenta usualmente en la infancia y adolescencia en el dorso de los pies y manos) , el angioqueratoma de Fordyce (se presenta en adultos en el área genital) , angioqueratoma corporis diffusum (se presenta durante la infancia en el tronco), angioqueratoma circunscrito neviforme (se presenta en la infancia afectando los miembros inferiores) y angioqueratoma solitario se presenta en los adultos jóvenes en miembros inferiores y es el más común afectando con una frecuencia del 70-83% de los casos.

Síndrome de Ehlers-Danlos

Es un grupo de trastornos hereditarios del tejido conectivo su etiología es la mutación genética clínicamente se manifiesta con hipermovilidad articular e hiperextensibilidad asociado a anomalías cutáneas, esto debido a que se encuentra afectado el tejido conectivo el cual se forma anormalmente en este sentido la hiperlaxitud es máxima durante el nacimiento y posteriormente va disminuyendo con la edad , en el caso de la hipermovilidad se presenta de forma más frecuente en el sexo femenino, la piel es frágil e hiperelástica, esto permite que se lesione fácilmente y que tenga dificultades para cicatrizar, además de esto poseen fragilidad en vasos sanguíneos

Existen 6 grupos de este síndrome los más frecuentes son el I y el III. De la cual el tipo I se presenta anomalía del colágeno tipo V y en el tipo III se presenta hipermovilidad sin embargo la que afecta los vasos sanguíneos es el tipo IV la cual afecta al colágeno tipo III, la mayoría de estas son autosómicas dominantes solo en el caso de la cifoescoliosis, es recesiva.

Síndrome de Marfan

Es un desorden hereditario que afecta al tejido conectivo sus características principales son estatura alta, con brazos desproporcionalmente largos, presencia de escoliosis, paladar ojival, aracnodactilia, enoftalmos, subluxación del cristalino, miopía, desprendimiento de la retina, en el área cardiovascular las anormalidades estructurales son muy frecuentes así como el prolapso e insuficiencia de la válvula mitral en niños y en el caso de los adultos insuficiencia aortica, todas estas complicaciones cardiovasculares reducen lasta un 40% la expectativa de vida.

Osteogénesis imperfecta

Son un grupo de patologías genéticas hereditarias de tejido conectivo, el cual está acompañado de fragilidad ósea y con esto de fracturas, se clasifican en 6 tipos y a su vez en varios subtipos dependiendo de esto poseen ciertas características donde varía el grado de fragilidad ósea y el pronóstico, otras características que se presentan en la mayoría de los casos es la presencia de escleróticas azules, hipoacusia, en algunos casos macrocefalia, estatura baja, poco desarrollo motor, dientes opalescentes entre otras.

Entre los tratamientos médicos se encuentra el uso de los bifosfonatos lo cual debe tenerse precaución.

Vasculopatías adquiridas

Púrpura escorbútica

El escorbuto es un cuadro clínico el cual se presenta cuando carecemos de vitamina C este está caracterizado por debilidad general, anemia, gingivitis y hemorragias cutáneas, así como también otras manifestaciones como la hiperqueratosis folicular, purpura folicular, equimosis, entre otras.

La vitamina C es muy importante ingerirla a diario ya que contribuye a la biosíntesis del colágeno en los vasos sanguíneos, huesos, dientes contribuye a la cicatrización, producción de hormonas, promueve la absorción del hierro entre otras.

Púrpura senil de Bateman

Se le conoce también con el nombre de purpura senil afectando principalmente a los adultos mayores esta condición es benigna y puede ocurrir posterior a traumatismos mínimos, además de esto puede afectar a las zonas expuestas al sol de forma excesiva, este tipo de lesiones se presentan como petequias cuando son de una medida aproximada de 4mm – 1 cm o equimosis cuando son mayores a 1 cm, las cuales desaparecen a la vitropresión y posteriormente a solventarse se vuelven de color parduzco desapareciendo a continuación.

Púrpura trombocitopénica idiopática

Es una alteración plaquetaria aislada que se manifiesta en individuos sanos la cual se puede manifestar a su vez de forma aguda o crónica, en cuanto a la 1ra se manifiesta usualmente en niños posterior a una enfermedad vírica, a los pocos días o semanas con petequias, hemorragias, de forma autolimitada y sin secuelas posteriores, por su parte la forma crónica es más frecuente en adultos y su inicio puede ser súbito o insidioso presentándose mayormente en mujeres su causa es la destrucción periférica de las plaquetas por anticuerpos plaquetarios, clínicamente se presenta con: equimosis, petequias, hematomas y hemorragias de gravedad variable, en el caso de las manifestaciones bucales estas lesiones se pueden presentar en la lengua, labios, siendo secundaria a pequeños traumatismos, como el cepillado, exodoncias de dientes temporales o hasta de forma espontánea.

Tratamiento odontológico

En caso de observar petequias, hematomas, o algunos de los signos antes mencionados, se debe referir al paciente al médico tratante usualmente el tratamiento médico consiste en la administración de corticoides o la esplenectomía, siempre evaluar que el contaje plaquetario esté por encima de 50.000/mm3 en el caso de presentarse una hemorragia intraoperatoria controlar con colágeno microfibrilar, no indicar AINES que impidan la agregación plaquetaria de tipo no salicilato.

Púrpuras plaquetarias

¿Qué función ocupan las plaquetas?

En un paciente sano las plaquetas se encuentran circulando sin adherirse al endotelio vascular excepto cuando este presenta alguna alteración en su integridad, en este momento se activan para crear el tapón plaquetario en 3 procesos principales los cuales son:

Adhesión plaquetaria

Al lesionarse el vaso se quedarán expuestos el FVW, el cual va a facilitar una adhesión inicial, además de esto existen otros elementos tales como el colágeno, la laminina, la fibronectina entre otras

Agregación y secreción plaquetaria

Posteriormente a la activación de las plaquetas estas cambiarán en su forma convirtiéndose en una especie de esfera puntiaguda con múltiples extensiones, la exposición de los fosfolípidos por parte de la membrana plaquetaria facilita la interacción con proteínas de la coagulación, a medida que estas plaquetas son reclutadas hacia el área lesionada son activadas por el ADP, la trombina, los tromboxanos los cuales interactúan con los receptores transmembrana.

¿Cuáles son las características clínicas en los defectos plaquetarios?

Las manifestaciones hemorrágicas incluyen: epistaxis con duración mayor a 30 minutos, lesiones extensas sin causa aparente, menorragia, hemorragia abundante durante el parto, hemorragia gingival, hematomas en tejidos blandos extensos, hemorragia acentuada posterior a procedimientos.

¿Qué tipos de purpuras plaquetarias existen?

Trastornos cuantitativos

Cuando mencionamos este tipo de trastornos hacemos referencia a la producción y distribución de plaquetas, es decir que la disminución en la cantidad de las plaquetas puede ser causa de la disminución de la masa de megacariocitos, por anomalías primarias de la célula madre, o por desplazamiento de la hematopoyesis por infiltración medular.

En otros casos el número de megacariocitos es normal pero existe un defecto en la producción de plaquetas esto incluye las trombocitopenias asociadas a defectos nutricionales ejemplo: la anemia megaloblástica, agentes químicos, virales o físicos que afecten a la formación de plaquetas entre otros.

Con respecto a esto podemos tener 2 tipos de trastornos cuantitativos los cuales al estar disminuido el contaje plaquetario se les reconocen como trombocitopenias y al estar aumentado el número de plaquetas se reconocen como trombocitosis.

Las trombocitopenias

Es el recuento de plaquetas inferiores a 150.000/µl, esto se puede relacionar con la edad (en niños es menor), embarazo, infecciones virales, defectos en producción medular en pacientes adultos mayores, también por causas inmunes, secuestro esplénico o hemodilución

Trombocitopenia inducida por drogas

Esta ocurre por algunas drogas o fármacos pueden ser quimioterápicos, antibióticos entre ellos se encuentran los antibióticos betalactámicos, la carbamazepina, ceftriaxona, daptomicina, algunos AINEs, heparina, fenitoína, ranitidina, rifampicina, furosemida, ácido valproico, vancomicina, levofloxacina, sales de oro entre otros la lista se encuentra en constante actualización en la página www.ouhsc.edu/platelets[1].

Se puede confundir con una purpura trombocitopénica idiopática para diferenciarla se requiere de criterios clínicos, de laboratorio en donde se evalúen los anticuerpos y reportes como efectos adversos

---

1. http://www.ouhsc.edu/platelets

Destrucción anormal de plaquetas Trombocitopenias inmunes

La purpura trombocitopénica idiopática es la causa más común de trombocitopenia aislada, esta puede ser también secundaria, asociada a otros desordenes tales como infecciones víricas (VIH, hepatitis C, citomegalovirus, VVZ...) síndrome antifosfolipídico, síndrome de Evans, algunas drogas o fármacos, LES, posterior a trasplante de medula ósea, posterior a vacunación entre otros...

Su causa es la destrucción plaquetaria por anticuerpos, pudiendo ser mediada también por linfocitos T , también pueden existir anticuerpos que afectan a las glicoproteínas de superficie, en estos pacientes se sugiere la realización de hemograma y frotis de manera inicial y posteriormente complementar con otros estudios tales como la prueba de Coombs, reticulocitos, dosaje de inmunoglobulinas, grupo sanguíneo, y serología para descartar posible infección por VIH, VHC, en algunos casos hasta examen de médula ósea

Trastornos cualitativos

Entre estos se encuentran los trastornos de adhesión, agregación y adquiridos de la función plaquetaria.

Trastornos adquiridos de la función plaquetaria

Estos trastornos se clasifican en los provocados por defectos intrínsecos y extrínsecos a las plaquetas estos últimos pudiendo ser causados por fármacos, patologías sistémicas, uremia, sepsis, IRC, síndromes como el de la hiperactividad plaquetaria, entre otras.

Secundarias

Alteraciones Congénitas
   Hemofilia:

Es un desorden genético ligado al cromosoma X, se manifiesta en el sexo femenino como portador y en el caso del sexo masculino es el que lo padece en una proporción de 1 de 5.000 varones nacidos. El déficit del factor se correlaciona con la frecuencia y significancia del sangrado.

Tipos de Hemofilia

Hemofilia A

Es una anomalía congénita recesiva y ligada al sexo el cual afecta al factor VIII se manifiesta exclusivamente en el sexo masculino pero es portado por el femenino, sus manifestaciones clínicas comprenden hemorragias en las mucosas de forma descontrolada lo cual depende en una gran parte a la concentración del factor VIII en sangre: si es mayor al 50% se manifiesta de forma leve si se encuentra entre 5-50% el sangrado es moderado y finalmente si es menor al 5% es un sangrado grave el cual se presenta no solo en mucosas sino también afectan las articulaciones, tejido blando entre otros.

Este tipo de pacientes se diagnostican durante la infancia debido a que solo el movimiento durante el recambio dental del diente deciduo ocasiona un sangrado espontaneo y profuso, posteriormente se continúa con manifestaciones en el área buco maxilofacial tales como: sangrados espontáneos en el área gingival, hemartrosis de la articulación temporomandibular, seudotumores de la hemofilia entre otros.

Usualmente los familiares del paciente también presentan antecedentes hemorrágicos, aunque también se puede determinar mediante exámenes de sangre en donde se ve afectado el tiempo de tromboplastina parcial activado con una prolongación y valores normales en protrombina y tiempo de hemorragia, sin embargo, la evaluación más exacta es cuando se analiza el factor VIII.

Tratamiento

Este tipo de pacientes SIEMPRE deben realizarse los procedimientos en centros hospitalarios en donde exista un control hematológico del paciente intacto, ya que se debe manejar directamente con preparados del factor VIII, el crioprecipitado fue la primera medida eficaz, pero no cumplía con los requisitos de inactivación vírica, por lo que su uso ha sido desplazado por los concentrados plasmáticos sometidos a procedimientos fisicoquímicos de inactivación vírica, se debe asociar un tratamiento antifibrinolítico y la sutura se debe mantener un mínimo de 10 días.

Hemofilia B

También llamada enfermedad de Christmas, es una coagulopatía congénita ligada al cromosoma X la cual afecta al factor IX de la coagulación. Sus manifestaciones son las mismas que en el caso de la hemofilia A y depende de igual forma del % del factor en sangre con respecto a los exámenes de sangre se puede evidenciar la prolongación del tiempo de tromboplastina parcial (TTP), y por su parte el tiempo de protrombina (TP) y el tiempo de sangría son normales.

Tratamiento

De igual forma concentrarnos en la prevención (uso de fluoruros, y tratamientos preventivos) en caso de procedimientos SIEMPRE realizarlos en centros hospitalarios para el correcto manejo hematológico del paciente en este caso, los productos que se han de utilizar son los concentrados plasmáticos, previamente sometidos a inactivación vírica, de complejo protrombínico (mezcla de factores II, VII, IX, y X) o concentrados específicos de factor IX.

Importante a considerar

En casos de pacientes con dientes deciduos siempre se debe realizar la exodoncia para evitar el movimiento del mismo el cual es previo a la erupción del diente permanente situación que puede originar sangrado.

Durante el tratamiento quirúrgico se puede considerar la administración de desmopresina (DDAVP), en perfusión intravenosa continua de una solución isotónica de 50 ml, durante 15 min como medida profiláctica para la cirugía dental otras de las medidas incluyen el ácido tranexámico sin embargo se sugiere manejar este tipo de pacientes en centros hospitalarios por las complicaciones y el manejo de estas.

Para el postoperatorio son recomendables la aplicación de enjuagues de ácido tranexámico (se recomienda dosis de 10 ml por 2 minutos, 4 veces al día, durante una semana) y el uso de otros agentes tópicos tales como la esponja de gelatina o el óxido de celulosa, y considerar realizar la mayor cantidad de tratamientos posibles en 1 sesión.

Hemofilia C o síndrome de Rosenthal

A diferencia de las anteriores puede afectar a ambos sexos ya que es autosómico no ligado al sexo y su etiología es el déficit del factor XI, es muy infrecuente presentándose la mayoría de los casos en la población de origen ashkaenazim.

Enfermedad de Von Willebrand

Es un trastorno hereditario, autosómica dominante, ambos sexos lo pueden padecer, y afecta al factor de Von Willembrand que forma parte del factor VIII este posee 2 funciones principales que son: la hemostasia primaria, y la coagulación intrínseca es decir que contribuye a la adhesión de las plaquetas al sitio del daño vascular estabilizando el factor VIII en la circulación por lo cual es necesaria para una función plaquetaria normal.

Esta patología se puede manifestar de 3 formas diferentes:

- Deficiencia cuantitativa parcial
- Deficiencias cualitativas
- Deficiencias cuantitativas totales (con hemorragias musculares)

Complicaciones más frecuentes

Entre las complicaciones más frecuentes podemos mencionar: la epistaxis, gingivorragias, y metrorragias, y las manifestaciones más comunes a diferencia de las hemofilias son: las hemorragias mucocutáneas, hemorragias espontaneas, o prolongadas posterior a una cirugía

Manejo odontológico

En estos casos el manejo odontológico debe ser individualizado, se debe considerar una interconsulta previa y manejo en conjunto con el hematólogo, el cual en pacientes sin tratamiento con factor indicará según criterio 24 hrs antes la administración de ácido tranexámico en el caso de los pacientes con tratamiento con el factor este se administrará de 15 a 30 min antes de iniciar el procedimiento y otra infusión posterior al procedimiento elevándolo al 50%

Preferiblemente todos estos casos deben ser tratados en centros hospitalarios, en el momento de operar es preferible utilizar anestesia infiltrativa sobre los tejidos duros fibrosos (encía adherida, periostio), la anestesia troncular puede causar hematomas, se debe tomar en cuenta también ser lo menos traumático posible es de esperar que dicho procedimiento presente sangrado por lo cual estos pacientes requieren de control de la hemorragia el cual casi siempre se realiza con acetato de desmopresina (DDAVP), sin embargo el tipo 3 requiere de crioprecipitado para el control de la hemorragia asociado a una transfusión de plaquetas, otros pacientes son tratados con el Ácido aminocaproico (EACA)60mg/kg cada 4-6hrs junto al crioprecipitado lo cual puede también reducir el sangrado considerablemente.

Otro de los agentes antifibrinolíticos es el ácido tranexámico (AMCA) 15-25mg/kg 3 veces al día, pudiendo ser administrados de forma tópica, intravenosa o por vía oral. Existe una sustancia que también es muy utilizada en casos de adenoamigdalectomía, y amigdalectomía que es el subgalato de bismuto, esto para controlar el sangrado, en este caso se puede preparar como una especie de masilla juntamente con el anestésico tópico y se coloca de forma intraalveolar sin embargo puede dar mucha sensibilidad postoperatoria por lo cual solo se utiliza en caso de ser necesario.

Posteriormente en el postoperatorio se deben realizar énfasis en las indicaciones propias del postoperatorio (no escupir, dieta fría la cual también debe ser líquida las primeras 48hrs, uso de hielo etc.) se deberá realizar un control postoperatorio a las 24-48hrs posteriores y en especial el manejo del dolor se realizará exclusivamente con paracetamol debido a que los otros aines están contraindicados, el punto de sutura se debe realizar a los 10 días, en estos casos se recomienda la sutura no reabsorbible o en caso de ser reabsorbible se puede utilizar vicryl el cual es de reabsorción lenta.

Cálculo de dosis

A pesar de que este paso lo realizará el hematólogo del paciente la fórmula es la siguiente:

- Para hemofilia A peso del paciente (Kg) x % de factor deseado x 0.5 = U (unidades)
- Para hemofilia B peso del paciente (Kg) x % del factor deseado= U (unidades)
- Para enfermedad de Von Willebrand: la dosis recomendada es de 20-50 UI/Kg peso

Consideraciones para medicamentos postoperatorios

Se encuentran contraindicados los AINES excepro el paracetamol, al igual que los antihistaminicos y antespasmódicos compuestos que contienen dipirona, se pueden utilizar: los antiespasmodicos simples, los corticoides, los derivados opioides como el tramadol y la nalbufina, el clonixinato de lisina o dorixina, y el destroproxifeno tampoco se contraindica el uso de antibióticos.

Alteraciones adquiridas

Trastornos del metabolismo de la Vit K

Se debe a la ingesta inadecuada, o la enfermedad hepática recordemos que los factores II, VII, IX, X la proteína C y la proteína S son dependientes de la vitamina k, por lo cual algún defecto en el metabolismo de la misma favorecerá al sangrado

Coagulación intravascular diseminada

La coagulación intravascular diseminada (CID) constituye una de las condiciones más temidas, en esta existe una producción anormal de trombina y fibrina por una exposición anormal al factor tisular puede estar relacionada con infecciones, neoplasias, complicaciones obstétricas, angina de Ludwig entre otras, la CID puede evolucionar de manera lenta manifestándose como tromboembolismos venosos, en caso de ser rápida su evolución se manifiesta con hemorragia, en cuanto a los exámenes clínicos se puede evidenciar tiempos de coagulación alargados, aparición en el plasma del dímero D, trombocitopenia marcada entre otros

Trastornos hematológicos

Anemia:

La anemia es una condición en la cual se ve alterado la cantidad de glóbulos rojos presentes en sangre esta se puede clasificar según su etiopatogenia en anemias periféricas (cuando existe pérdida sanguínea aguda, anemias hemolíticas corpusculares, y Anemias hemolíticas extracorpusculares) y en anemias centrales (cuando existen alteraciones en las células madre (insuficiencias medulares),por desplazamiento, en déficits y/o trastornos metabólicos de factores eritropoyéticos)

También se pueden clasificar según el VCM en Microcíticas VCM < 82fL, Normocíticas VCM 82-98fL, y Macrocíticas VCM > 98fL.

Etiología y manifestaciones

Las causas principales de la anemia se debe bien sea a la disminución de la producción de glóbulos rojos, o al aumento de la destrucción de los mismos, también puede ocurrir por perdidas hemáticas, lo cual sería una anemia transitoria, que pudiera recuperarse dependiendo de su gravedad con una transfusión o de forma paulatina. Las manifestaciones clínicas son: la taquicardia, insuficiencia cardiaca, astenia progresiva, dificultad respiratoria, palidez de mucosas, cianosis por la hipoxia tisular, ictericia en caso de hemólisis, petequias, equimosis, y gingivorragias, pero también pueden verse acompañadas de queilitis angular cuando existe deficiencia en hierro, y cuando la hemoglobina disminuye el 20% de su valor normal puede causar glosopirosis

Otras manifestaciones según los tipos de anemia

Anemia perniciosa: en esta podemos encontrar la atrofia de papilas (glositis de Hunter), úlceras, ardor de mucosas, y disfagia.

Anemia drepanocítica o de células falciformes:

Lo que lo caracteriza es la osteólisis que puede variar de leve a severa, acompañado de pérdida del trabeculado, los espacios medulares son amplios e irregulares, y en las radiografías de cráneo se evidencian las trabéculas perpendiculares irradiadas desde la tabla interna.

Eritroblastosis fetal: se puede manifestar con pigmentaciones en el esmalte, y dentina de color verdoso, pardo o azulado, la piel y mucosas ictéricas cuando la hemólisis esta activa.

Anemia aplásica y de Fanconi: se acompaña en la mayoría de los casos de gingivitis, gingivorragia, petequias, periodontitis, candidiasis, aftas, predisposición a que malignización de lesiones.

Tratamiento odontológico

- Interconsulta con servicio de hematología

- En anemia no diagnosticada se debe postergar el tratamiento dental y se manejará solo con paliativos.

- En anemia crónica se pueden realizar procedimientos no invasivos de operatoria, profilaxis, flúor, selladores, y prótesis.

- Los procedimientos quirúrgicos deben postergarse, hasta la estabilización del paciente

- los procedimientos bajo anestesia general se debe considerar riesgo de sufrir hipoxia y acidosis, ya que los gases anestésicos son afines a la hemoglobina y desplazan el oxígeno.

- Se deben realizar citas cortas y de preferencia por la mañana.

- En anemia aplásica también están afectado el contaje plaquetario y leucocitario, deben evitarse los eventos hemorrágicos y en caso de atención necesaria pueden requerir profilaxis antibiótica.

- Los pacientes con anemia suelen presentar ardor, sensibilidad, ulceraciones y dolor por lo que estas deben tratarse de manera paliativa y evitar el uso de prótesis y/o aparatos ortopédicos

• Usualmente este tipo de pacientes dependiendo de su gravedad pueden requerir de tratamiento intrahospitalario.

Policitemias

Policitemia verdadera

Es un trastorno en donde el eritrocito posee un aumento de su masa además de su contaje, se acompaña con elevación de la hemoglobina y el hematocrito, por lo que estos pacientes proceden a encontrarse en riesgo de padecer eventos tromboembólicos.

Las policitemias verdaderas se clasifican en primarias (autónomas e independientes de la eritropoyetina) y secundarias, entre las que destacan:

- Policitemia relacionada a la altura debido a la baja tensión de oxígeno.

- Policitemia secundaria a enfermedades pulmonares obstructivas crónicas, enfermedades cardíacas o alteraciones renales.

- Policitemia relacionada con dificultad en el transporte o liberación de oxígeno por la hemoglobina.

- Policitemia por exceso de andrógenos o corticosteroides.

Policitemia Vera

En esta se presenta un aumento de eritrocitos en la sangre, sin factor etiológico aparente acompañado de valores de Hgb mayores a 18g/dl, Hto mayor a 54%, eritrocitos superiores a 6.000.000/mm3 leucocitosis, trombocitosis, displasia mieloide, tendencia a fibrosis medular y riesgo bajo de leucemia aguda.

Signos clínicos: sangre viscosa, varices, insuficiencia cardiaca, entre sus síntomas se puede presentar vértigo, cefalea, letargo, dolor dorsal, fatiga al menor esfuerzo, esplenomegalia, hepatomegalia, hipertensión portal, angina de pecho, entre otras..

Manifestaciones orales

Gingivorragia, posterior a cepillado o tratamiento periodontal la textura y conformación de la encía es edematosa y congestionada su coloración se torna violáceo tiende a la formación de hematomas, petequias y sangrado profuso, espontáneo o provocado.

Conducta por parte del odontólogo

El paciente requiere tratamiento dental intrahospitalario, se debe realizar tratamiento paliativo con fármacos en caso de no encontrarse la patología controlada.

Los pacientes no controlados no deberán ser atendidos por el riesgo de producir eventos tromboembólicos o hemorrágicos por lo tanto se debe referir y posteriormente tratar dichos pacientes entre estos parámetros no se deberán atender pacientes con hemoglobina mayor de 16g/dl y hematocrito mayor de 52%, por su predisposición al desarrollo de trombos que consumirán los factores de la coagulación debido a esto aumenta el riesgo a una hemorragia además de las complicaciones sistémicas ya antes mencionadas .

Trastornos leucocitarios

Leucocitosis: cuando nos referimos a leucocitosis estamos ante la presencia de una elevación de contaje de leucocitos esto puede ocurrir como respuesta metabólica al trauma, posterior a un traumatismo (desde una colisión hasta una extracción se puede considerar como traumatismo) así como en infecciones agudas, uremia, uso de esteroides, leucemia o hemorragias

Leucopenia: por su parte la leucopenia se refiere a la disminución de los valores de los leucocitos, esto puede deberse a la radiación, anemia aplásica, mononucleosis infecciosa, y sepsis.

Neutrofilia

Se puede evidenciar un incremento de neutrófilos en sangre y esta se puede presentar en los siguientes casos fenómenos inflamatorios agudos, traumatismos y fracturas, quemaduras graves, infarto del miocardio, estrés oncológico, infecciones bacterianas, enfermedades en cuya patogenia participa la respuesta inmunitaria, intoxicaciones , ejercicios severos, posterior a procedimiento quirúrgico y en casos de leucemia granulocítica entre otras, en este caso podemos ver en la hematología una leucocitosis a expensas de neutrófilos y así en cada uno de los casos que veremos a continuación.

Neutropenia

En este caso se evidencia una disminución en la cantidad de neutrófilos en sangre, por lo que evidenciamos una leucopenia a expensas de neutrófilos la cual se puede presentar en casos de enfermedades virales, se puede clasificar a su vez en:

Neutropenias primarias entre las cuales podemos encontrar: la agranulocitosis genética infantil, la neutropenia cíclica, la neutropenia étnica y familiar benigna, anemia de Fanconi, entre otras.

Neutropenias secundarias pueden ser generadas por el empleo de diversas drogas tales como: el cloramfenicol, sulfonamidas, fenotiacinas y fenilbutazona, enfermedades inmunitarias, radiación, diálisis, entre otras.

A su vez pueden evidenciarse en los exámenes de laboratorio la desviación que presentan para un diagnostico mas certero en este sentido:

- La desviación hacia la Izquierda: indica hemorragia, toxemia, infecciones bacterianas

- La desviación a la derecha: por su parte puede indicar una anemia por deficiencia de hierro enfermedades hepáticas, anemia megaloblástica.

Linfocitosis

Es el aumento de la cantidad de linfocitos en sangre esto puede presentarse en: Infecciones crónicas y/o virales, enfermedades autoinmunitarias, la sarcoidosis, linfomas, leucemias linfocíticas, tuberculosis, y mononucleosis.

Linfocitopenia

Es el descenso de linfocitos, se puede presentar en procesos infecciosos bacterianos crónicos, desnutrición, pancreatitis, insuficiencia cardiaca congestiva, radiaciones, quimioterapia, uremia lupus eritematoso sistémico, infecciones agudas y muy serias, entre otras.

Eosinofilia

Se le reconoce como el incremento de los eosinófilos en sangre puede presentarse en los trastornos inmunológicos, trastornos alérgicos, infecciones parasitarias, también puede ser asociada al linfoma de Hodgkin y granuloma eosinófilo, a las enfermedades vasculares del colágeno, enfermedad de Addison y melanomas.

Eosinopenia

Se le reconoce como el descenso de los eosinófilos en sangre puede presentarse en estrés, consumo de esteroides, infecciones agudas, exceso de ACTH, y Síndrome de Cushing.

Basofilia

Se le reconoce como el incremento de los basofilos en sangre puede presentarse en varicela, colitis ulcerosa, sinusitis crónica, nefrosis, policitemia y leucemia mieloide crónica.

Basofilopenia

Se le reconoce como el descenso de los basofilos en sangre puede presentarse en el consumo de esteroides, edema angioneurótico, estrés, fiebre reumática aguda y tirotoxicosis.

Monocitosis

Se le reconoce como el incremento de los monocitos en sangre puede presentarse en la tuberculosis, endocarditis bacteriana subaguda, infecciones bacterianas, neoplasias malignas, estados preleucémicos, leucemias no linfocíticas, linfomas no Hodgkin, sarcoidosis, infecciones crónicas y por protozoarios y enfermedad del colágeno.

Monocitopenia

Se presentan en casos de aplasia medular en esta se presenta un descenso de los monocitos.

Manejo odontológico en caso de leucocitosis

• Buscar el origen y si está asociado a una causa odontológica o médica y referir si es necesario.

• Los pacientes diabéticos mal controlados muestran defectos de la función leucocitaria y un déficit inmunológico importante.

• En caso de ser abscesos: drenaje y odontectomía o tratamiento endodóntico según corresponda

• Administración de ATB y evaluación si se requiere o no hospitalización dependiendo de cuadro clínico.

En caso de leucopenias

Referir al paciente al hematólogo para encontrar origen de la leucopenia y posterior tratamiento.

En caso de leucemia

• Interconsulta con servicio de oncología

• Tratamientos electivos se llevarán a cabo sólo si el número de neutrófilos es > 1 000/mm3 y el de plaquetas > 100 000/mm3. resto de procedimientos realizarlos en conjunto con servicio de oncología.

• La Profilaxis antibiótica: si el número de neutrófilos es < 500/ mm3 y/o el recuento total de células blancas es de < 2 000/mm3, en estos casos no se realizan electivas y las emergencias se trata en conjunto con el oncólogo en medio hospitalario, otros parámetros a considerar es catéter venoso central o toma fármacos inmunosupresores.

• Durante el tratamiento: Desde el inicio del tratamiento de 30 a 45 días después de la inducción de la remisión por quimioterapia, radioterapia o trasplante de médula ósea, existe mielosupresión e inmunosupresión evitar tratamiento

Patologías endocrinas

Acromegalia y gigantismo

Es una patología en la cual existe una sobreproducción de la hormona de crecimiento manifestándose con un aumento de dimensiones en cara, manos y pies el cual es progresivo así como aumento en maxilar, nariz y labios, senos paranasales, prominencia frontal, en cavidad oral se puede evidenciar maloclusión, aparición de diastemas múltiples y macroglosia, cambios de voz, presencia de apnea del sueño, artritis en caderas y rodillas, aumento de pliegues en las cejas y la frente, aumento de la actividad sebácea y sudoración, entre otros.

La principal causa de acromegalia es la presencia de adenomas hipofisarios, los cuales están presentes en la mayoría de los casos.

Para el manejo odontológico es necesario considerar las alteraciones sistémicas como diabetes, hipertensión y alteraciones cardiacas, realizar de igual forma interconsulta con el médico, y considerar tratamientos protésicos solo si se encuentran controlados.

Diabetes insípida

Ocurre por una alteración de Hormona antidiurética (ADH) sus características son la polidipsia, poliuria (> 3 L/d) e hipernatremia la orina es hipotónica e insípida.

Para el tratamiento odontológico se debe tener en cuenta realizar procedimientos invasivos con anestesia general, para mayor control de líquidos y electrólitos, además de esto se debe evitar el uso de glucocorticoides.

El tratamiento de este tipo de diabetes es con la desmopresina que es un análogo sintético de la ADH, con efecto más prolongado que la hormona natural y que a su vez posee un mínimo efecto vasopresor, por lo que en estos pacientes no se debería de administrar tetraciclinas, indometacina, litio, adrenérgicos, carbamazepina, clorpropamida, fludrocortisona entre otros fármacos por sus interacciones

Diabetes Mellitus y descompensaciones

La diabetes mellitus por su parte ocurre por la afección de las células beta pancreáticas o por la resistencia a la insulina, es una de las patologías más frecuentes en la actualidad debido a que la mayoría de las personas tienen hábitos alimenticios inadecuados, falta de ejercicio, factores genéticos entre otras. Esta patología se caracteriza por un aumento constante de glucosa en sangre, de forma crónica, pudiendo desencadenar otras patologías tales como las enfermedades cardiovasculares, neurológicas, y afectar órganos diana.

Recordemos que existe diabetes tipo 1, la cual se le conoce como juvenil, y ocurre por una deficiencia de producción de insulina por lo que requiere tratamiento con la misma de por vida, por su parte la diabetes tipo 2 cursa con una reducción en la eficacia de la insulina para procesar la glucosa esta resistencia se ve acompañada de grasa abdominal en su mayoría ocurre en pacientes obesos, y con el tiempo disminuye también la producción de la insulina.

También existen situaciones que favorecen a la aparición de la diabetes, tales como el embarazo, tumores entre otras... entre sus complicaciones podemos encontrar:

La hipoglicemia

Es una situación que puede ocurrir en el consultorio dental debido a que se les olvidó comer antes de la consulta o no lo hicieron por situación de estrés, por lo que esta clase de pacientes debemos indicarle tratamiento en horas de la mañana, que ingieran alimentos y la medicación correspondiente.

La hipoglicemia a su vez se divide según la gravedad puede ser leve en donde el mismo paciente lo puede controlar en este caso se administran 20 grs de glucosa, o algo que contenga carbohidratos (2-3 cucharaditas de azúcar, bebidas azucaradas...), grave en donde la glicemia cae a 40 o 50 mg/dL y el tratamiento debe ser realizado por alguien más (en esta se administran inhibidores de la α-glucosidasa, glucosa al 50% IV a 5 cc por min, la glucosa sérica debe mantenerse arriba de 100 mg/dL. Por su parte el glucagón solo está indicado en pacientes con diabetes tipo 1, se debe administrar 1 mg por vía intramuscular o subcutánea. Al recuperar la consciencia se debe administrar glucosa vía oral) y finalmente puede también presentarse la hipoglicemia con el coma.

A nivel general sus características clínicas son: palpitaciones, palidez, temblores, confusión, somnolencia, hambre, dificultad para hablar, náuseas, cefalea, malestar general e irritabilidad.

Cetoacidosis Diabética

Es una complicación aguda, usualmente se presenta en DM tipo 1, en donde se evidencia una acumulación de subproductos del metabolismo de las grasas (cetonas), esto ocurre principalmente por la supresión de la terapia insulínica, en el inicio clínico de la diabetes, infecciones, estrés quirúrgico, embarazo, etc. entre sus signos y síntomas se encuentra la pérdida de peso, polidipsia, polifagia, poliuria, náuseas, emesis, hipotensión, deshidratación, taquicardia, aliento cetónico, puede presentar estados de confusión, somnolencia o coma.

En general el tratamiento se basa en reposición de líquidos, corrección de los altos niveles de glucosa se requiere de atención médica lo más pronto posible.

Síndrome Hiperosmolar no cetosico

Es una complicación de la diabetes tipo 2 que implica niveles extremadamente altos de glucosa en la sangre sin la presencia de cetonas, se caracteriza por una glucemia plasmática superior a 600 mg/dl y osmolaridad superior a 320 mOsmol/l en ausencia de cuerpos cetónicos acompañados de depresión sensorial y signos neurológicos, puede ser causada por infecciones, patologías neurológicas o cardiovasculares, medicamentos, insuficiencia cardíaca, los signos y síntomas que lo acompañan van empeorando con el paso de las semanas y meses se acompaña de deterioro del habla, deshidratación extrema, fiebre, taquicardia, entre otras.

El tratamiento es médico y consiste en corregir la deshidratación, y con esto mejorará la tensión arterial, diuresis y la circulación de igual forma a la anterior es algo que probablemente no trataremos como urgencia en el consultorio.

Consideraciones odontológicas en pacientes diabéticos

Siempre realizar una interconsulta previa, para conocer el estado sistémico del paciente, al estar controlado el paciente se trata como cualquier otro, teniendo precaución en no atender al paciente en ayuno, asegurándonos que el paciente se encuentre con la medicación, realizando citas cortas con un mantenimiento riguroso de la limpieza bucal, en caso de que se requiera anestesia local utilizar una concentración baja de vasoconstrictores (1:100.000), y considerar las posibles interacciones farmacológicas. En caso de no encontrarse controlado se debe realizar exclusivamente tratamiento de emergencia limitándose al manejo del dolor y control de infección, y posteriormente realizar un tratamiento definitivo en donde se logre controlar la glicemia. En el caso de requerir realizar una cirugía con anestésico local en un paciente con diabetes tipo 1, se debe administrar una parte de la dosis diaria de insulina en la mañana de la cirugía e ingerir el alimento de forma normal, teniendo precaución de realizar la cirugía en la mañana con una glicemia preoperatoria si esta se encuentra entre 100 y 200 mg/dL, la cirugía puede ser realizada.

Si la glicemia en sangre es mayor o igual a 200 mg/dL, *una infusión de 10% de dextrosa en mitad de solución salina con una tasa constante de (100 mL/h) además de esto administrar insulina de actividad rápida o aspartato 0.1 unidades/kg SC, se añade 10-mEq de cloruro de potasio por cada 500-mL de infusión de dextrosa/salina en la ausencia de daño renal, la dosis se determina mediante la regla de los 1500 para lograr una dosis de 150mg/dl de glucosa en sangre, realizándose mediciones horarias*. En este caso sería mas recomendable un manejo intrahospitalario.

En caso de diabetes tipo 2 el paciente debe venir con su medicación cumplida y con la ingesta previa de alimentos.

Hipertiroidismo

Es una patología endocrina la cual se caracteriza por la elevación de las hormonas tiroidea en sangre, es importante no confundirla con la titotoxicosis que es la elevación de las hormonas tiroideas en los tejidos.

Entre sus causas principales podemos mencionar la sobreproducción de hormona tiroidea (Enfermedad de Graves, Bocio multinodular toxico, Adenoma folicular, Adenoma hipofisario, Insensibilidad hipofisaria, Enfermedad hipotalámica, Tumores de células germinales, Teratoma ovárico, y Carcinoma tiroideo folicular metastásico), por destrucción de glándula (Tiroiditis linfocítica, Tiroiditis granulomatosa, Tiroiditis de Hashimoto), y otros (Tirotoxicosis medicamentosa/ ficticia)

Signos y síntomas

Entre sus principales síntomas se encuentran: irritabilidad, concentración deficiente, debilidad muscular, metabolismo acelerado, intolerancia al calor, sialoadenitis e hiposalivación posterior a tratamiento. Entre sus signos principales podemos evidenciar la hipercinesia, piel húmeda, onicolisis, exoftalmos, 1er ruido cardiaco acentuado y disnea así como la disminución de THS y aumento de T3,T4 séricos.

Manejo odontológico

en estos pacientes debemos realizar exámenes de hormonas tiroideas previamente a cualquier procedimiento y tener mucha precaución en el uso de la anestesia, en este tipo de pacientes se encuentra contraindicado el anestésico con vasoconstrictor así como evitar el uso del hilo retractor debido a que estas pueden generar una crisis tirotóxica, además de ello debemos evitar las infecciones agudas o crónicas bucales, en caso de crisis tirotóxica (que se trata de una situación grave, poco frecuente, cuya mortalidad es del 30% y su diagnóstico es clínico: aceleración del metabolismo de forma descontrolada, síntomas son: Náuseas y vómitos, Dolor abdominal, Taquicardia, Arritmias, Sudor profuso y Coma y requiere el ingreso hospitalario urgente del paciente. Las citas de estos pacientes deben ser cortas evitando situaciones de estrés. Este tipo de pacientes tiene 3 tipos de tratamiento que es el tratamiento farmacológico (con metimazol, o propiltiouracilo), con yodo radioactivo y quirúrgico, en el caso de que el paciente se encuentre con tratamiento farmacológico se debe tomar en cuenta la lesiones hepáticas, renales, agranulocitosis, anemia aplásica, granulocitopenia, hipoprotrombinemia, leucopenia y trombocitopenia que pueden causar dichos fármacos.

Hipotiroidismo

En este tipo de pacientes ocurre lo contrario disminuyendo en plasma la cantidad de hormonas tiroideas presentes. Sus principales causas son: congénita, adquirida (Tiroiditis de Hashimoto, deficiencia intensa de yodo, tiroiditis linfocítica, ablación de tiroides, cirugía de tiroides, tratamiento con radiación) Fármacos (Yodo, Tioamidas, Perclorato de potasio, Tiocianato, Litio) Hipopituitarismo, y enfermedad hipotalámica.

Signos y síntomas

Entre sus principales síntomas se encuentran la lentitud de pensamiento, letargo, piel seca, metabolismo lento, disminución de la libido, intolerancia al frio, y entre los signos principales se encuentran la cara redonda, voz ronca, piel fría, seca, gruesa, ascitis, crecimiento cardiaco, obnubilación mental, aumento de THS disminución de T3, T4 en laboratorio sanguíneo.

Manejo odontológico

Si se requiere de tratamiento odontológico se deben tratar las infecciones agudas, evitando procedimientos quirúrgicos innecesarios, así como el uso de depresores del SNC (narcóticos, barbitúricos) por su respuesta exagerada. El hipotiroidismo es tratado con la levotiroxina que es un isómero óptico de la tiroxina (T4) se debe tener precaución de igual forma con los vasoconstrictores evitando su uso por las interacciones que presenta, así como evitar indicar antiácidos (disminuye el efecto de la levotiroxina).

Patologías renales

Insuficiencia renal

Probablemente un paciente con IRA no acuda a nuestro consultorio, y en caso de que sea así se referirá al paciente hasta encontrarse totalmente controlado sin embargo un paciente con IRC si es probable acuda por lo que se debe tomar las precauciones necesarias, en este sentido primero debemos entender los efectos que la insuficiencia renal causa sistémicamente, en este sentido en el aparato cardiovascular puede causar: Falla cardíaca congestiva, hipertensión pulmonar, edema periférico, hipervolemia, ateroesclerosis con manifestaciones a nivel coronario, cerebral y en la circulación vascular periférica, en el sistema hematológico: Adhesión y agregación anormal de las plaquetas, defectos cualitativos en el factor de Von Willebrand, anormalidad del tromboxano y de prostaciclina, aumento en la susceptibilidad de la producción de hematomas, aumento de uremia, hipofosfatemia, desórdenes en el metabolismo del calcio y el fósforo, metabolismo anormal de la vitamina D, aumento en la actividad paratiroidea, en el sistema inmunológico: Supresión la respuesta linfocitaria, disfunción de los granulocitos y disminución de la inmunidad celular, en la piel podemos evidenciar prurito generalizado, microcristalización del calcio en los pacientes en el estado final de la enfermedad, palidez de piel y mucosas, hiperpigmentación cafesosa, retención de pigmentos del tipo caroteno y urocromos. Entre otros.

Manifestaciones bucales

- fetor urémico.

- estomatitis urémica

- mucosa enrojecida cubierta por una delgada pseudomembrana.

- Xerostomía,

- alteraciones a nivel de las

- glándulas salivales, deshidratación y respiración bucal

- mucosas hipocrómicas

- pérdida del límite de la unión mucogingival.

- Desmineralización ósea con pérdida del trabeculado, apariencia de vidrio esmerilado,

- Pérdida total o parcial de lámina dura, lesiones de células gigantes, calcificaciones o lesiones fibroquísticas radiolúcidas caracterizadas por depósitos de hemosiderina,

- Movilidad dentaria y aumento de la sensibilidad pulpar

Tratamiento médico

Está basado en prevenir y corregir las alteraciones metabólicas de la insuficiencia renal con modificación de la dieta, controla las anomalías metabólicas y retrasa la progresión de la insuficiencia renal, el tratamiento farmacológico de la hipertensión secundaria, el tratamiento de la acidosis y anemia, y el control periódico de Hcto, si estas medidas conservadoras no son suficientes se pasa a una medida de sustitución en la cual se encuentra la diálisis (Permite de manera artificial la remoción de nitrógeno y otros productos tóxicos del metabolismo, desde la sangre), hemodiálisis (El líquido se extrae por ultrafiltración. Se efectúan tres sesiones de diálisis por semana donde se busca reducir al 65% de la urea durante el tratamiento.) diálisis peritoneal (Ubicación de un catéter a través del abdomen dentro de la cavidad peritoneal. Los solutos se eliminan por difusión en el dializado.) y finalmente trasplante renal (Mejora la supervivencia en aquellos pacientes con falla renal irreversible. Las tasas de sobrevivencia alcanzan el 80% al año (donante no consanguíneo) y de 90% (donante consanguíneo). Posterior a 5 años existe una expectativa de vida de aproximadamente un 60-70% de pacientes trasplantados.).

Tratamiento odontológico

En pacientes con tratamiento conservador

- Restaurar la salud bucal

- Eliminar focos de infección

- Enseñar técnicas de higiene oral

- En pacientes sin un control adecuado, es necesario una interconsulta con su médico tratante.

- Exámenes preoperatorios

- Monitorizar presión arterial

- Profilaxis antibiótica en casos necesarios

En pacientes dializados

En pacientes dializados se incluyen medicamentos como la heparina(4 hrs aprox) por lo que estos pacientes presentan aumento en cifras de hematocrito, tiempos de coagulación alterados y contaje plaquetario disminuido, pudiendo presentar hemorragias gingivales espontáneas, úlceras, o petequias.

Medidas para tratamiento odontológico-quirúrgico

- El tratamiento odontológico debe realizarse entre diálisis, por lo menos 8hrs posterior. El uso de estrógenos conjugados, mejora la hemostasia uso de ácido tranexámico o un anti-fibrinolítico en forma de enjuague bucal, cierre primario.

- Uso de agentes hemostáticos locales, tales como: colágeno microfibrilar, celulosa regenerada oxidada, realizar profilaxis antibiótica. Monitorizar PA antes, durante y posterior al tratamiento.

- Siempre acompañar con interconsulta previa, preferiblemente tratamiento intrahospitalario y con exámenes de laboratorios previos.

En pacientes trasplantados

- Eliminar los focos infecciosos

- Pacientes bajo terapia inmunosupresora de por vida.

- Siempre se debe realizar laboratorios preoperatorios, interconsulta y monitorizar PA

- Se debe realizar profilaxis antibiótica

Patologías hepáticas

El hígado es un órgano muy importante entre sus funciones podemos mencionar la secreción de bilis, la cual es necesaria para la absorción de grasas, el almacenamiento de glucógeno, tras la digestión de los azúcares, la excreción de bilirrubina, producto de deshecho de la hemoglobina, la síntesis de factores de coagulación: V, VII, IX y X, protrombina y fibrinógeno, el metabolismo de fármacos, entre otros.

Tipos de hepatopatías

1- Infecciosa: Vírica (A, B, C, D, E), mononucleosis infecciosa, sífilis secundaria y tuberculosa.

2- No infecciosa: por uso excesivo de sustancias tóxicas como alcohol (cirrosis alcohólica) y fármacos como paracetamol, halotano, ketoconazol, metildopa y metotrexate.

Manifestaciones clínicas

Entre sus manifestaciones clínicas podemos mencionar Astenia, anorexia, ictericia, orinas colúricas, heces hipocólicas, prurito, dolor en el hipocondrio derecho, náuseas y vómitos, hepatomegalia, esplenomegalia, arañas vasculares, ascitis, palmas hepáticas, parótidomegalia, edema de tobillos, eritema palmar, foetor hepático, hematomas, pérdida del vello axial y pubiano, uñas frágiles y sin lúnula y acropaquia. En estadios más avanzados, encefalopatías hepáticas, hipertensión portal, tendencia a las hemorragias, incluso coma hepático.

Manifestaciones orales

- Foetor hepático (olor mohoso y dulce)

- Enfermedad periodontal

- Puede presentar bruxismo y con esto se agrava la atrición dentaria, perdida de tejido de soporte óseo.

- Lesiones cariosas, y el déficit nutricional favorecen a la aparición de queilitis, glositis y lengua atrófica.

- Hemorragias por traumatismos pequeños

- Lesiones hiperqueratósicas

- Prevalencia de candidiasis

- Liquen plano.

- Sx de Sögren, xerostomía, alteraciones histológicas en las glándulas al estar asociado con alcohol.

Manejo odontológico

• Valorar riesgo de contagio e infecciones cruzadas (VHB, VHC, VHD)

• Interconsulta con el médico especialista

• Realizar exámenes de laboratorio: AST, ALT, PT, PTT, IRN

• Considerar posibilidad de usar fibrinoliticos, plasma fresco, plaquetas y vitamina K.

• Se debe preguntar en la anamnesis si existieron eventos hemorrágicos esofágicos, gastrointestinales o bucales, además de esto realizar exámenes de laboratorio y posteriormente interconsulta médica y psiquiátrica.

• Para su tratamiento quirúrgico es necesario contar con el INR esto indicará si se puede o no realizar el procedimiento así como las medidas para la prevención de hemorragias intraoperatorias. (ver pacientes anticoagulados).

• Por otra parte, el paciente por las constantes hemorragias puede encontrarse anémico, en este sentido la cicatrización, así como el ánimo de la persona se van a ver afectados ocasionando un postoperatorio más laborioso.

• La ictericia siempre será un signo de enfermedad activa o de un estado avanzado, se deben establecer causas y manejo en conjunto con médico tratante

- La carente absorción de vitamina D puede provocar cambios metabólicos óseos.

- Al manifestarse la encefalopatía hepática, se ve afectado el comportamiento y los procesos mentales lo que interviene es su cooperación, y agresividad.

- Tomar en cuenta fármacos a prescribir interacciones y si estos pueden o no ser administrado en pacientes con fallas hepáticas

Enfermedades infectocontagiosas

Hepatitis B

Manifestaciones clínicas

Anorexia, náuseas, emesis, fatiga, faringitis, tos, fiebre de 39.5 a 40ºC; presencia de orina colúrica y heces de color arcilla uno a cinco días antes de que aparezca ictericia. molestias en hipocondrio derecho.

En la fase de recuperación la sintomatología cede y la fase posictérica es variable, ya que dura entre 2 y 12 semanas. Es de esperar recuperación clínica en 3 a 4 meses después del inicio de la ictericia en casos no complicados de hepatitis B.

Población en riesgo

Profesionales médicos, pacientes y personal de hemodiálisis, Personal dedicado a la atención de minusválidos, Drogadictos vía parenteral, Presos, homosexuales, heterosexuales promiscuos, Individuos que viven en zonas endémicas o que viajan con frecuencia a éstas.

Diagnóstico

Hay tres sistemas antígenos distintos que se relacionan con la infección por VHB: el de superficie (HBsAg), el central (HBcAg) y el "e" (HBeAg), así como diversidad de marcadores circulantes.

Hepatitis C

Manifestaciones clínicas

El periodo de incubación oscila entre 15 y 160 días (media de 7 semanas), los síntomas son similares a los del VHB, es menos grave durante la fase aguda puede ser anictérica pudiendo persistir de forma de infección.

Crónica entre un 85 a 90% de la cual puede ser asintomática. Sin embargo, pueden surgir cirrosis en un porcentaje elevado, hasta 20% o más, muchas veces está asociada a VIH.

Diagnóstico

El diagnóstico de hepatitis C se basa en un inmunoensayo enzimático que detecta anticuerpos contra VHC. En situaciones especiales el diagnóstico puede confirmarse mediante el uso de una valoración de inmunoblot recombinante complementario (RIBA) para anti-VHC. En potencia, la mayoría de los pacientes positivos a RIBA son infecciosos, lo cual se confirma por medio de pruebas basadas en la PCR (reacción en cadena de polimerasa), para detectar RNA de VHC.

Personal en riesgo

Uso de drogas por vía intravenosa, por exposición laboral, pacientes sometidos a hemodiálisis, receptores de trasplantes de órganos, requerimientos de transfusiones frecuentes, se puede transmitir por vía sexual y perinatal.

Tratamiento médico de las hepatitis virales

Reposo estricto y prolongado, dieta hipercalórica, tratamiento con lamivudina (VHB), Interferón 3.000.000 UI SC (VHC).

En la hepatitis fulminante se debe mantener el control del equilibrio electrolítico, apoyo circulatorio, respiratorio, control de hemorragia, corrección de la hipoglucemia y manejo de complicaciones. Para personal en riesgo se sugiere cumplir el esquema de vacunación.

Interpretación de patrones serológicos VHB						Interpretación de patrones serológicos VHC	
HBsAg	Anti HBs	AntiHBc	HBeAg	antiHBe	Interpretación	Interpretación	Patrones serológicos
+	-	IgM	+	-	Hepatitis B aguda	Anti VHC (-)	Anti-VHC(-)
+	-	IgG	+	-	Hepatitis B crónica con replicación viral activa	Anti VHC verdadero (+)	Anti-VCH (+) – RNA VCH (+)
+	-	IgG	-	+	Hepatitis B crónica con replicación viral baja		Anti-VCH (+) – RIBA (+)
+	+	IgG	+o-	+o-	Hepatitis B crónica con anti-HBs heterotipoico		Anti-VCH (+) – RNA VCH (-) RIBA (+)
-	+	IgG	-	+o-	Recuperación de Hepatitis B (inmunidad)	Anti VCH falso (+)	Anti-VCH (+) – RNA VCH (-) RIBA (-)
-	+	-	-	-	Vacunación (inmunidad)		Anti-VCH (+) – RIBA (-)
-	-	IgG	-	-	Falso +		Anti-VCH (+) – RNA VCH (-) RIBA indeterminado

Repercusiones en el manejo odontológico

En los pacientes en fase aguda de la enfermedad, sólo se realizarán los tratamientos dentales en caso de urgencia ya que es infectocontagiosa en fase posticterica tener en cuenta función hepática (4 meses aprox.) al igual que en portadores crónicos se debe tomar en cuenta los eventos hemorrágicos se deben solicitar los antígenos correspondientes, en pacientes con superación de la enfermedad posterior a 4 a 6 meses con laboratorios negativos pueden ser tratados como sanos y cualquier etapa del tratamiento sin embargo los que permanezcan positivos al dental puede ser llevada a cabo. Por el contrario, los que HBsAg o con evolución a hepatitis crónica activa debe considerarse como infeccioso por lo que se debe detectar el potencial infectante: antígeno "c" del virus HB (HBcAg) y el antígeno del "e" (HBeAg); Consideraciones farmacológicas Considerar lesiones hepáticas y su precaución con la dosificación medicamentosa.

Tratamiento profiláctico recomendado postexposición de VHB			
Vacunación y nivel de respuesta de Ac (anti HBs) del afectado	Fuente de infección conocida BsAg +	Fuente de infección conocida HBsAg −	Fuente de infección desconocida o test no disponible
No vacunado	Iniciar 1ra dosis de vacunación + 1ra dosis de inmunoglobulina		Iniciar 1ra dosis de vacunación
Previa vacunación (3 dosis)			
Respuesta de Ac conocida (anti HBs)			
Respuesta de Ac adecuada (≥10mUI/ml)	Sin tratamiento		
Respuesta inadecuada (<10mUI/ml)	Personas que no han completado 2do ciclo de vacunación (3 dosis) 1 dosis de inmunoglobulina IM e iniciar la revacunación. Personas que han completado un 2do ciclo de vacunación 2 dosis de inmunoglobulina IM con intervalo de 1 mes	Sin tratamiento	Si la fuente es de alto riesgo actuar como si la fuente fuera HBsAg+
Respuesta desconocida (antiHBs)	Determinación de Ac		Determinación de Ac (anti HBs)

Seguimiento del afectado

Exposición VHB

Controlar los HBs Ac en las personas que reciben la vacuna HB 1-2 meses después de la última dosis. La respuesta de los HBs Ac a la vacuna no puede determinarse si se ha recibido la inmunoglobulina anti-HB en los 3-4 meses anteriores.

Exposición VHC

Diagnosticar la infección aguda por VHC a las 4-6 semanas de la exposición mediante la determinación del antígeno core VHC (ELISA "el más precoz"), el RNA del VHC (PCR) o los anti VHC (ELISA "más tardío"). Las personas expuestas deben consultar por cualquier enfermedad aguda que presenten durante el seguimiento.

Tuberculosis

Manifestaciones clínicas

La tuberculosis pulmonar puede ser primaria o secundaria. Los síntomas comunes son: tos, fiebre, sudores nocturnos, pérdida de peso, hemoptisis, malestar general. Esta sintomatología puede ser leve y durar por muchos meses, en 1 año pueden contagiar a 10 a 15 personas por contacto estrecho.

Tuberculosis primaria

Inicialmente se manifiesta con una lesión periférica que conlleva a adenopatías hiliares o paratraqueales, la cual se resuelve espontáneamente, seguido por un nódulo calcificado llamado "Lesión de Ghon". En pacientes inmunodeprimidos, o niños se presentan adenopatías hiliares o mediastinales lo cual puede detonar en compresión de bronquios, bronquiectasias, y diseminación hematógena, también puede presentar derrame pleural, incremento de lesión primaria con necrosis en su parte central y formación de una cavidad.

Tuberculosis secundaria

Ocurre como reactivación endógena más frecuente en adultos se ubica usualmente en segmentos apicales o posteriores a los lóbulos superiores en el segmento posterior, puede evidenciarse desde pequeños infiltrados hasta un proceso cavitario extenso. Al formarse las cavernas, su contenido necrótico y licuado acaba por pasar a las vías respiratorias, dando lugar a lesiones satélites.

Manifestaciones bucales

Se pueden evidenciar ulceraciones, con bordes indurados, doloroso con tubérculos satélites en la periferia o nódulos, fisuras, placas o vesículas que crecen con lentitud.

Manejo médico

Usualmente el tratamiento farmacológico está dirigido al uso de cuatro fármacos tales como: isoniazida, rifampicina, pirazinamida y etambutol, con 2 fases una inicial y otra de continuación fase inicial con una duración de 2 meses en la que se administra isoniazida, rifampicina, pirazamida y etambutol, seguido de un periodo de continuación de 4 meses con uso de isoniazida y rifampicina.

Manejo odontológico

tuberculosis activa: citas cortas, en las cuales tanto el personal como el paciente deben tener tapabocas. Solo tratar casos de urgencia mediante manejo farmacológico para control de dolor; el método electivo se realizará solo cuando no exista riesgo de contagio usualmente posterior a 3 a 4 meses de atención médica. Los que culminaron el tratamiento pueden ser tratados como un paciente sano evitando administración de esteroides, (inmunosupresión) , pacientes con tuberculosis extrapulmonar bajo atención médica pueden someterse a procedimientos dentales, a excepción de los que padecen tuberculosis oral, en piel o mucosas.

Diagnóstico

Se puede realizar mediante técnicas radiográficas, o técnicas microscópicas con el aislamiento mediante un cultivo el M. tuberculosis, de frotis de esputo, o de un tejido, también se puede realizar una prueba cutánea de tuberculina, la cual puede tener reacciones negativas en pacientes inmunodeprimidos y en tuberculosis grave.

VPH

Es una de las enfermedades más prevalente en la actualidad debido a la cantidad de serotipos, así como de su fácil transmisión por contacto, en cavidad bucal usualmente está asociada a practica de sexo oral, pero no en todos los casos es así, en este sentido siempre se requiere de una biopsia para corroborar el subtipo y si este tiene el potencial o no de malignizar las lesiones.

Diagnóstico

Principalmente se realiza por citología, biopsia, y PCR.

Manifestaciones bucales

Verrugas vulgares, Papiloma escamoso, Hiperplasia epitelial focal, Leucoplasia oral, Condiloma lata, Papilomatosis laríngea Papilomatosis del seno maxilar, Carcinoma verrucoso, Carcinoma oral de células escamosas.

Tratamiento

- Crioterapia. Produce citólisis por congelamiento. La presencia de dolor y la aparición de flictenas son comunes, por lo que la prescripción de anestesia local tópica puede ser de utilidad.

- Imiquimod al 5% en crema. Inmunoestimulante tópico que activa la producción de interferón y otras citocinas.

- La presencia de carcinoma ya sea verrucosa o de células escamosas debe ser manejado por un especialista en oncología, debido a que su tratamiento está basado en cirugía y en radioterapia o quimioterapia.

- Importante que el paciente se encuentre al tanto de que dichas lesiones volverán a reaparecer una y otra vez.

VHS (virus del herpes simple)

Otra de las patologías virales muy comunes de conseguir es el virus del herpes simple 1 y 2, en el caso del 1 ocurre usualmente durante la infancia afectando una rama del trigémino, casi siempre las lesiones se encuentran en el labio superior o inferior en la recidiva por lo que es mas común la afección de la rama mandibular, por otra parte, el VHS2 está asociado a contagio por vía sexual

Tipo de lesiones

- Gingivoestomatitis herpética primaria: cursa con fiebre, linfadenopatía y mialgia, además de lesiones vesiculares o ulcerosas que afectan cavidad orofaríngea y área peribucal las cuales se rompen con facilidad y son dolorosas esta fase dura de 10 a 14 días.

- Herpes labial: se reactiva con situaciones como el estrés, luz solar o traumatismos. Afecta a la unión mucocutánea del labio en donde se evidencian vesículas en ramillete Tras su ruptura aparecen costras que curan sin dejar cicatriz entre los 8 y los 15 días.

- Herpes intraoral recidivante se manifiesta de igual forma En pacientes inmunodeprimidos el herpes se caracteriza por una rápida progresión o por cursar con formas extensas e incluso presentaciones atípicas.

Tratamiento

El tratamiento con sulfato de zinc puede reducir el número de episodios y el tiempo de aparición del herpes labial. Además del uso tópico de ungüentos de aciclovir al 5%, 5 veces por día durante 7-10 días o vía oral 400 mg, 5 veces por día por una semana.

VIH

Otra de las patologías virales más comunes en esta época, y causa mucha preocupación a la hora de atender a un paciente con esta condición, la mayoría de estos pacientes esconden estos datos para ser atendidos por lo que todos deben ser tratados como pacientes VIH+

Manifestaciones clínicas

Inicialmente en el período de ventana se puede presentar un síndrome clínico agudo similar a mononucleosis infecciosa entre 3 y 6 semanas después de la infección primaria, pudiendo persistir durante algunas semanas, y de recuperación espontanea, posterior a esto continúa con período de latencia el cual puede tener un desenlace fulminante o permanecer durante mucho tiempo sin manifestaciones, esto dependiendo de los niveles de RNA del virus, presentando linfoadenopatías, sudoración nocturna, pérdida de peso, candidiasis bucal, fiebre, malestar general y diarrea, posteriormente se reagudizan dichas manifestaciones y se evidencian también las erupciones cutáneas, mialgia, artralgia, eritema gingival lineal, cefalea y neuropatía, hasta llegar a la fase de SIDA (menos de 200 linfocitos T CD4+ por mm3) en donde inician infecciones oportunistas y neoplasias malignas infrecuentes, de forma concomitante se ven afectados otros sistemas tales como el sistema cardiovascular, renal y hepático.

Manifestaciones bucales

Candidiasis bucal, Gingivitis ulcerativa necrotizante (GUN), Periodontitis ulcerativa necrotizante (PUN), Sarcoma de Kaposi, Linfoma no Hodgkin, Herpes simple y herpes zóster, Condilomas acuminados, Xerostomía, Sialoadenitis, Púrpura trombocitopénica, Hiperpigmentación melanótica, Histoplasmosis, criptococosis, Tuberculosis, Eritema multiforme, Reacciones liquenoides, lesiones cariosas, neuralgia trigeminal, Parálisis facial, VPH, Sífilis, estomatitis necrotizante, estomatitis aftosa recurrente.

Diagnóstico

Inmunoabsorción ligada a enzimas (ELISA), análisis de inmunotranferencia (Western blot), PCR de transcriptasa inversa, la DNA ramificada y la amplificación basada en la secuencia del ácido nucleico.

Planificación del tratamiento en pacientes VIH

Se debe de considerar el tratamiento en este orden: Aliviar el dolor, Restaurar la función, Prevenir enfermedades futuras, Considerar los resultados estéticos

Se debe tomar en cuenta en que etapa se encuentra el paciente:

Etapa Temprana

Los pacientes VIH asintomáticos que tienen conteos de CD4 por encima de 200. Se debe tratar a estos pacientes de la misma manera que a pacientes VIH negativos. No hay ninguna evidencia que sugiera que se necesiten modificaciones de tratamiento en esta etapa. (mantener normas de bioseguridad).

Etapa Tardía

Cuando el conteo de CD4 cae por debajo de 200. Usualmente los procedimientos se realizan en el contexto de un hospital para el cuidado dental se justifica dado a la condición médica y no al procedimiento dental. Tomar en cuenta exámenes de laboratorios previos en caso de cirugía y realizar interconsultas pertinentes una neutropenia severa (menos de 500 cel/mm3). Requiere de manejo antibiótico profiláctico además de la interconsulta y manejo en casos de emergencia. Por el resto resolver posterior al manejo de la neutropenia.

Consideraciones farmacológicas

El paracetamol debe usarse con precaución en pacientes tratados con zidovudina, ya que la anemia y trombocitopenia porque pueden ser intensificados por el analgésico. La administración de ketoconazol puede alterar el metabolismo y la absorción de algunos inhibidores de proteasas como el indinavir. Así como también debe evitarse el uso de ácido acetilsalicílico y otros AINE en pacientes con trombocitopenia.

Es conveniente recordar que la mayoría de los inhibidores de la proteasa, como el saquinavir, pueden producir xerostomía, alteraciones del gusto y parestesias periorales. Algunos de los componentes del TARAA pueden también causar eritema multiforme, hipo salivación, cuya etiología es la didanosina y úlceras bucales producidas por zalcitabina.

Precauciones por parte del personal de salud

Barreras protectoras para el personal de salud

Guantes de látex, nitrilo o guantes sin látex, preferiblemente doble guante o guantes de bioseguridad esto disminuye posibilidad de contagio en más de un 50%, uso de protectores oculares (lentes de seguridad, máscaras de protección facial), uso de tapabocas, uso de batas quirúrgicas descartables, uso de otros elementos de bioseguridad como gorros, zapatos cerrados con cubrebotas preferiblemente al igual que mono descartable.

Barreras en el consultorio

Utilización de campos quirúrgicos, Aplicar cobertores para las mangueras, accesorios, piezas de mano, taladros, piezas de mano de fotocurado, unidades ultrasónicas y la propia unidad dental, protectores para manijas, agarraderas y todos los accesorios que se van a utilizar, uso de dique de goma, contar con succión de alto poder, con unidades que garanticen la bioseguridad del ambiente de trabajo.

Prevención de la contaminación cruzada, minimizar uso de aerosoles... eliminar contacto con teléfono, bolígrafos, transportar el instrumental descontaminado en bandejas o paquetes que impidan su contacto directo con el medio ambiente, limpiar las superficies de la unidad, ductos de succión, muebles e instrumental después de cada paciente, utilizando soluciones que contengan agentes enzimáticos, que además reúnan las siguientes capacidades activas: germicida, bactericida, viricida y funguicida, al terminar las actividades diarias de trabajo. Los especímenes dentales para desecho, deben mantenerse en solución de hipoclorito de sodio y esterilizarse por vapor a presión o fijar por inmersión en formalina por dos semanas exactas. Para ello es obligatorio etiquetar los recipientes utilizados, consignado la fecha en que se depositan, nombre del profesional responsable e indicación del riesgo (VIH/SIDA).

Manejo de la exposición

Tratamiento de la puerta de entrada o zona de exposición:

- Herida (lugar de punción). Permitir el sangrado abundante, eliminar los cuerpos extraños si los hubiera, debe ser inmediatamente limpiada con abundante agua y jabón.

- Piel no intacta. Lavado con abundante agua y jabón.

- Mucosas. Limpieza con abundante agua, en conjuntiva lavado abundante con suero fisiológico al 0,9%.

- Comunicación con centro asistencial de inmediato para establecer la necesidad o no de administrar profilaxis postexposición a VIH y VHB. El tratamiento farmacológico antirretroviral se administrará lo antes posible dentro de las primeras 24 horas (idealmente antes de las 4 horas) postexposición y se prolongará durante 4 semanas si existe buena tolerancia. Si la persona fuente está en tratamiento antirretroviral previo, se valorará cuál es el régimen profiláctico para adoptar dependiendo de la posibilidad de resistencias a fármacos en la fuente. En caso de embarazo La ZDV parece ser bien tolerada en los 2 últimos trimestres, se debe evitar el efavirenz por su teratogenicidad, valorar la combinación DDI (didanosina) y D4T (estavudina) por el posible riesgo de acidosis láctica.

Factores que aumentan el riesgo de transmisión

- La profundidad de la lesión en la persona afecta

- La presencia de sangre visible en el instrumental que produjo la exposición

- La lesión con un dispositivo que previamente ha estado situado en el interior de una vena o arteria del paciente con infección VIH que actúa como foco.

- La alta concentración de virus en sangre.

- La falta de tratamiento antirretroviral después de la exposición en el profesional sanitario.

- Falta de barreras de protección

- Tipo de aguja la cual se utilizó si esta es hueca o sólida

Seguimiento del afectado

Exposición VIH

- Realizar detección de Ac frente al VIH a las 6 semanas, 3 meses, 6 meses y hasta 1 año postexposición si ha llevado tratamiento antirretroviral.

- La seroconversión después de 12 semanas postexposición es infrecuente, y después de 24 semanas extremadamente infrecuente. Sin embargo, la profilaxis antirretroviral puede retrasar la seroconversión. Realizar la detección de Ac frente al VIH sí existe clínica compatible con una infección VIH sintomática. Evaluar a las personas en tratamiento antirretroviral profiláctico al menos dentro de las 72 horas postexposición y supervisar la toxicidad farmacológica durante por lo menos 2 semanas (incluirá al menos hemograma, función renal y hepática).

Tratamiento farmacológico profiláctico recomendado postexposición de VIH

Fármaco	Dosis adultos	Efectos secundarios	Evitar uso en conjunto con:
Régimen básico de 2 fármacos			
Zidovudina (AZT/ZDV) (RETROVIR)	300mg/12hr — COMBIVIR (Asociación de ambas) 1 comp/12hr	Anemia, leucopenia, neutropenia, macrocitosis, miopatía, elevación de la CPK, trastornos gastrointestinales, cefalea, insomnio, astenia, xerostomía, pigmentaciones en las uñas, edema macular, convulsiones, erupciones cutáneas, acidosis láctica, esteatosis hepática, hepatomegalia	Ribavirina
Lamivudina (3TC) (EPIVIR)	150mg/12hr	Es el mejor tolerado, puede producir nauseas, mareos, cefalea, pancreatitis, neuropatía periférica, anemia, leucopénia, acidosis láctica, esteatosis hepática, hepatomegalia	
ALTERNATIVA 1			
Lamivudina (3TC) (EPIVIR)	150mg/12hr	Ver anterior	
Estavudina (d4T) (ZERIT)	40mg/12hr (30mg si el peso es < a 60kg)	El mas importante es la neuropatía periférica(1 de cada 5 casos), lipodistrofia, nauseas, diarrea, pancreatitis, insomnio, erupción cutánea, elevación de enzimas hepáticas, acidosis láctica, esteatosis hepática, hepatomegalia	Metadona
ALTERNATIVA 2			
Didanosina (ddI) (VIDEX)	400mg/día (250mg si el peso es < a 60kg) 1 o 2hrs después de las comidas	Pancreatitis, neuropatía periférica , diarrea, nauseas, xerostomía, cefalea, hepatitis fulminante, retinopatía, neuritis óptica, hiperamilasemia acidosis láctica, esteatosis hepática, hepatomegalia	Metadona
Estavudina (d4T) (ZERIT)	40mg/12hr (30mg si el peso es < a 60kg)	Ver anterior	
Régimen de 3 fármacos (1 de los regímenes anteriores mas 1 fármaco de los siguientes)			
Indinavir(IDV) (CRIXIVAN)	800mg/8hr 1 o 2hrs después de las comidas	Lipodistrofia, hiperglicemia, dislipidemia, favorece cálculos renales, cristalurea, disuria, molestias abdominales, elevación de creatinina, hematuria, hiperbilirrubinemia, nauseas cefalea, astenia, visión borrosa, mareos, erupciones cutáneas, anemia hemolítica, neutropenia, trombocitopenia, hepatitis	Simvastatina, lovastatina, rifampicina, ketoconazol,claritromicina, atorvastatina, pravastatina, fenobarbital, fenitoína, carbamazepina, metadona, astemizol, terfenadina, cisaprida, midazolam, triazolam, dihidroergotamina, ergotamina, hipérico o hierba de San Juan.
Nelfinavir (NFV) (VIRACEPT)	750mg/8hr o 1250mg/12hr Se aconseja injerir con alimentos	Es uno de los mejores tolerados, mas frecuentemente causa diarrea, 1 de 4 casos, los comprimidos pueden adherirse a la garganta, también puede causar: Lipodistrofia, hiperglicemia, dislipidemia.	
Efavirenz (EFV) (SUSTIVA)	600mg/día Evitar ingerir con comidas grasas	Erupciones cutáneas, disfunción del SNC que provoca confusión, mareos, trastornos del sueño, pesadillas, alucinaciones, amnesia, agitación, depresión psíquica, psicosis, nauseas, diarreas, elevación de enzimas hepáticas, teratógeno	astemizol,claritromicina, metadona, fenobarbital, fenitoína, carbamazepina,rifampicina terfenadina, cisaprida, midazolam, triazolam, dihidroergotamina, ergotamina.
Abacavir (ABC) (ZIAGEN)	300mg/12hr — TRIZIVIR (AZT+3TC+ABC) 1 comp/12hr	Reacciones de hipersensibilidad, erupciones cutáneas malestar, febrícula, nauseas, emesis, diarrea, dolor abdominal, dolor faríngeo, disnea, astenia, cefalea, elevación de enzimas hepáticas, acidosis láctica, esteatosis hepática, hepatomegalia	

Otras condiciones

Embarazo

A pesar de que el embarazo no es una patología, si debe considerarse en la atención odontológica esto debido a todos los cambios e implicaciones durante este proceso, en este sentido podemos observar cambios en la cavidad bucal con presencia de enfermedad periodontal en la mayoría de los casos lo cual también puede afectar al feto causando bajo peso al nacer y hasta en el peor de los casos parto prematuro y abortos espontáneos.

También podemos observar otro tipo de manifestaciones bucales tales como la presencia de lesiones cariosas, granulomas piogenos, gingivitis, periodontitis, lesiones aftosas, candidiasis entre otras.

Peo a nivel sistémico también vamos a encontrar cambios tales como el aumento del gasto cardíaco, el cual es mayor durante las primeras 20 semanas y posteriormente se va reduciendo hasta llegar a las cifras normales al terminar este proceso, la tensión arterial también sufre inicialmente de una disminución posteriormente de un incremento y finalmente llegando a sus cifras normales, es importante controlar la tensión arterial por que si se encuentra en cifras altas en las últimas etapas puede sufrir de preeclampsia o eclampsia.

Por otro lado se eleva la frecuencia respiratoria, los valores de la hemoglobina así como del hematocrito producen una anemia relativa, aumentan los factores de coagulación VII, VIII, y X y fibrinógeno lo que puede desarrollar complicaciones tromboembólicas y por lo cual muchas son tratadas con anticoagulantes, además de esto existen cambios en el metabolismo que hacen más propensa a la embarazada a la diabetes gestacional.

En este sentido existen muchas consideraciones a tomar en cuenta con este tipo de pacientes inicialmente una de las consideraciones mas importantes son la presencia de hipotensión supina la cual puede presentarse en la consulta cuando acostamos a la paciente en el sillón dental ya que la compresión ejercida por el útero sobre la vena cava inferior disminuye el retorno, por lo que debemos estar atentos especialmente después de la semana 28 no acostarla en el sillón dental sino utilizar una almohada en la cadera derecha de modo que el útero se aleje de la vena cava inferior.

Por otro lado, se debe considerar las citas cortas esto es clave, recordemos que también existen cambios en las vías urinarias, y esto no solo favorece a infecciones en vías urinarias sino además que la paciente no soporte tanto tiempo acostada.

Recordemos siempre guiarnos con una interconsulta previa para conocer toda la situación, mantener una comunicación asertiva con el médico tratante puede marcar la diferencia, así como elegir el trimestre adecuado para los tratamientos dentales, en el 1er trimestre debemos recomendar el uso de agua con bicarbonato posterior a los vómitos que son causados en esta etapa, el 2do trimestre es el mas aconsejable para llevar a cabo los tratamientos, solo en caso de requerir es decir restauraciones, alguna cirugía, (que no se pueda postergar posterior al nacimiento) entre otros, en el 3er trimestre no se recomienda realizar procedimientos odontológicos en la etapa final de este trimestre, sin embargo si existe algún tipo de emergencia (como la infección odontogénica, absceso facial, celulitis facial entre otras) esta debe ser tratada de inmediato, así como mantener la higiene bucal en constante monitorización para evitar complicaciones.

Finalmente se debe considerar la medicación para esto la FDA determinó varias categorías según la confiabilidad de los medicamentos.

Medicamentos utilizados en pacientes embarazadas y categorías

Categoría A

Esta no es riesgosa para el feto en ningún trimestre en esta se encuentra el ácido fólico

Categoría B

En estudios de animales no demuestran daño en el feto los mas utilizados en odontología de esta categoría son: la amoxicilina, clindamicina, ampicilina, azitromicina, cefalexina paracetamol, y lidocaína.

Categoría C

En los estudios animales se ha mostrado un efecto adverso en el feto por lo que se toma en consideración riesgo vs beneficio un ejemplo de esto sería la vancomicina

Categoría D

Medicamentos que han demostrado ser teratógenos, pero el riesgo para el feto sin administrar el fármaco supera los riesgos de este

Categoría X

Medicamentos de alto riesgo, absolutamente contraindicados en el embarazo

Pacientes oncológicos: Cáncer orofaríngeo

Entre las neoplasias más frecuentes en cavidad oral se encuentra el carcinoma de células escamosas.

Causas

Multifactorial, algunas causas son: el alcohol, el tabaco, la mala higiene bucal, malnutrición, microtraumatismos crónicos, las bebidas muy calientes, la radiación solar, etc.

Tratamiento odontológico previo al tratamiento oncológico

- Deben eliminarse las infecciones y sus causantes, en caso de odontectomias realizarlas lo más atraumáticas posibles, se debe realizar de 14 a 21 días antes del inicio de la terapia oncológica para asegurar el período de cicatrización.

- Se debe tomar en cuenta si se realizará tratamiento de radioterapia evaluar la presencia de implantes en la zona debido a que aumenta la dosis local de radiación pudiendo afectar la mucosa, en este sentido es importante diseñar férulas plomadas y las prótesis utilizarlas solo durante la alimentación.

- Sugerir cepillo de cerdas suaves e higiene de 2 o 3 hileras, tres a cuatro veces por día con el método Bass modificado para limpieza del surco gingival, incluir la cara dorsal de la lengua y enjuagar la boca frecuentemente para que no queden restos de la pasta dental la cual debe tener una concentración de 1450 ppm de flúor, o mayor con un sabor neutro, y enjuagar el cepillo durante 15-30 segundos para ablandar las cerdas del mismo, con cambio durante 2-3 meses, recomendar uso de enjuagues como clorhexidina al 0.12% o solc yodada diluida.

- Interconsulta con nutricionista para suplementos alimenticios.

Tratamiento médico

- Existen dos tipos de técnicas de RT (radioterapia): la braquiterapia y la teleterapia, en la braquiterapia el dispositivo radioactivo se instala en el interior de los tejidos del paciente, usualmente son agujas romas de 0,6 mm de diámetro de iridio-192. Para una dosis total de 65-70 Gy se dejan estas agujas unos 5-8 días con una tasa de liberación de 0,3-0,5 Gy por hora.

- La Teleterapia es la más usada y es aquella en la cual el área tumoral es irradiada por un equipo de supervoltaje de RT. La esta se fracciona para lograr mejores resultados y también se puede administrar al mismo tiempo que la terapia de oxígeno hiperbárico para optimizar resultados. Para tratamiento de neoplasias de cabeza y cuello se necesitan dosis de radiación en un rango de 40-70 Gy, fraccionados en dosis diarias de 2 Gy, para un total de 4-7 semanas de tratamiento.

- Con respecto a los fármacos citotóxicos los más usados son: el metotrexato, cisplatino, vincristina y vinblastina. Se emplean 3 o 4 ciclos. Los efectos tóxicos relacionados a la QT inciden principalmente en la mucosa que reviste el sistema oral y gastrointestinal, a causa de su alta tasa de renovación celular, la microflora bucal y el trauma de los tejidos orales durante la función oral normal.

- En el caso de metástasis se utilizan los bifosfotanos los cuales también se relacionan con osteonecrosis, otros fármacos que contribuyen durante el tratamiento son: la amifostina que reduce los efectos secundarios, es citoprotector además aliviando la mucositis y xerostomía aguda o tardía en los pacientes con cáncer de cabeza y cuello. Sin embargo, posee como efectos secundarios: hipotensión y emesis. El thiosulfato sódico, atenúa los efectos indeseables del cisplatino intraarterial.

Tratamiento odontológico durante el tratamiento oncológico

Las complicaciones orales más comúnmente observadas durante la oncoterapia son:

- Mucositis: existen 4 grados de mucositis, 0: sin afectación, grado 1: dolor y eritema, grado 2: dolor, eritema y úlceras que permiten comer sólidos normalmente, grado 3: úlceras que dificultan la deglución y sólo permiten la ingesta de líquidos y grado 4: odinofagia intensa por la cual se debe recurrir a la alimentación parenteral hospitalaria. Para el tratamiento usualmente el odontólogo puede sugerir el uso de: la clorhexidina, solución yodada, desinfección con ATB selectiva, enjuagues de betametasona en altas dosis, inmunoglobulinas, antimicóticos y antivirales, así como tratamiento sintomático mediante el uso de anestésicos tópicos en ungüentos o aerosoles, y medicación con analgésicos opiáceos evitando los AINEs, en este sentido otras alternativas son el uso de láser de $CO2$ y de helio-neón para la producción de fibras colágenas.

- Caries secundaria a radiación: Las superficies más afectadas son las cervicales, se sugiere buena higiene topificaciones de flúor frecuentes, enjuagues con zinc, y fármacos remineralizantes

- Xerostomía y sialoadenitis: La tasa de flujo salival no estimulado menores de 0,1 ml/min se consideran indicadoras de hiposialia, en los pacientes oncológicos esto es frecuente, se sugiere un tratamiento a base del uso de chicles con flúor sin azúcar, o solución salina con bicarbonato de sodio, así como estimular las glándulas salivales, también se pueden utilizar sialogogos para la estimulación de la secreción salival, o uso de saliva artificial.

- Disfunción mandibular: En los tumores de cabeza y cuello se pueden desarrollar síndromes musculoesqueléticos secundarios a la radiación y a la cirugía. Además de la disfunción del ATM se asocia la fibrosis de los tejidos blandos, trismus la cual se presenta posterior a la RT, fracturas óseas posterior a resecciones entre otras. Para su manejo se sugiere el uso de férulas, alimentación blanda, ansiolíticos, termoterapia entre otros.

- Necrosis tejidos blandos: Aparecen entre 2 meses a un año después de la terapia oncológica y son asintomáticas, para su tratamiento es necesario el lavado de la lesión y mantener la higiene mediante irrigación con clorhexidina o solución yodada con solución fisiológica.

- Osteonecrosis exposición ósea irradiada que no se resuelve por un período de 3 meses sin que exista tumor recurrente o persistente, con respecto a las causas Marx plantea la hipovascularidad, hipocelularidad e hipoxia con respecto las dosis cuando estas se encuentran entre (60-70 Gy) se corre el riesgo de desarrollar ORN, se sugiere tratamiento ATB y con oxigeno hiperbárico.

- Osteonecrosis inducido por bifosfonatos: En la ONB ocurre una potente inhibición de la actividad de los osteoclastos debido a que estos fármacos contribuyen a su apoptosis, en este sentido también el nitrógeno contenido en el fármaco destruye los queratinocitos, por lo cual se debe realizar un tratamiento preventivo al igual que el descrito anteriormente en páginas posteriores se describe el tratamiento según la etapa cursada.

- Hemorragias: Puede ocurrir debido a la trombocitopenia, o coagulopatías inducidas por la QT con respecto a la RT se produce un daño a las células endoteliales por lo que existe una pérdida de capilares e isquemia microcirculatoria cuando el número de plaquetas disminuye a 30.000/mm3, y en factores predisponentes como la gingivitis o periodontitis puede producir hemorragias por acciones tan simples como la masticación o la higiene como terapia se utiliza el colágeno hemostático, medidas hemostáticas y valoración de transfusiones de concentrado plaquetario y de glóbulos rojos.

- Neurotoxicidad: algunos fármacos antineoplásicos tales como los antimetabolitos (metotrexato) o los alcaloides de la vinca (vincristina y vinblastina) pueden causar neurotoxicidad directa

- Dolor: Enfermedad de injerto contra huésped (EICH) las células que se encuentran en donante atacan a las células del paciente receptor originando un cuadro clínico agudo o crónico en el cual el agudo se presenta 2 a 3 semanas posteriores al trasplante evidenciando cambios en la mucosa, piel (exantema, descamación e ictericia) , hígado, intestinos y sistema inmunitario (neumonitis por CMV). La EICH crónica se presenta a partir del día 70 posterior al trasplante. las lesiones son semejantes y se presenta además estenosis esofágica, involución del timo, agotamiento linfocítico e infecciones oportunistas pudiendo terminar en la aparición de recidivas tumorales a corto y mediano plazo.

- Disgeusia: trastorno en el sentido del gusto se acompaña de la hiposialia, al carecer de estímulos gustativos la secreción salival refleja residual se ve aún más reducida. Con la exposición al tratamiento oncológico los receptores gustativos se dañan y se compromete hasta llegar a la ageusia, muchas veces esta se recupera posterior a un período de 6-8 semanas o hasta 4 meses posterior a RT, con respecto a la QT se desarrolla hipogeusia permanente. Los complementos con sulfato de zinc ayudan en la recuperación del sentido del gusto. la mucositis, hiposialia, disgeusia y disfagia, en conjunto con las náuseas, emesis y diarreas, provocados por la terapia oncológica, pueden llevar a la pérdida del apetito, malnutrición y caquexia deteriorando la calidad de vida del paciente.

Se debe recordar que el paciente mantiene estados de inmunosupresión durante los tratamientos oncológicos por lo cual se predispone a infecciones tales como:

- Infecciones bacterianas: Los organismos grampositivos y los patógenos oportunistas gramnegativos, pueden provocar infecciones sistémicas. Las condiciones más frecuentes de encontrar son la gingivitis ulcero necrotizante aguda (GUNA) y periodontitis ulcero necrotizante aguda (PUNA) y sus correspondientes secuelas. Por lo que se sugieren terapias tópicas tales como: enjuagues con clorhexidina al 0,12%, agua oxigenada, solución yodada, y antibiótico sistémico.

- Infecciones micóticas: La Cándida Albicans en una frecuencia del 70% presenta un sobre crecimiento, para su tratamiento se utilizan fármacos antimicóticos orales tópicos y sistémicos tales como: El clotrimazol, miconazol y las soluciones orales de anfotericinas y en caso de candidiasis sistémicas fluconazol y de itraconazol o ketoconazol, además de esto se debe: Instruir a los pacientes con respecto a las medidas para higiene bucal, otras de las especies que pueden afectar son las especies de Aspergillus, género mucoraceae y rhizopus. Los cuales pueden causar patologías en la cavidad oral, fosas nasales y senos paranasales. Manifestándose como zonas necróticas ulceradas acompañadas de inflamación y dolor, el tratamiento

usualmente hospitalario consta del uso de Anfotericina B en altas dosis por vía intravenosa y/o cirugía
- Infecciones víricas

Entre estas las más comunes son las infecciones herpéticas entre ellas están:

- Virus herpes simple 1 y 2 (VHS-1 y VHS-2) las cuales tienden a confundirse con mucositis pudiendo complicarse con la diseminación y causar una encefalitis necrotizante y neumonía Su tratamiento tópico es con la aplicación de ungüentos de aciclovir al 5%, 5 veces por día durante 7-10 días o vía oral 400 mg, 5 veces por día por una semana.
- Virus varicela-zoster (VVZ): afectando a nervios espinales en cara usualmente afecta trigémino y puede afectar la zona de Ramsay Hunt también puede diseminarse y generar encefalitis desmielinizante aguda y necrosis. Se recomienda tto con Aciclovir 800 mg, 5 veces por día durante 7-10 días. Otras terapias están dadas por Valaciclovir o famciclovir o la γ-globulina.
- Citomegalovirus (CMV): con manifestaciones bucales puede diseminarse causando encefalitis subaguda o neumonía el tratamiento de elección es el ganciclovir o la γ-globulina.
- Virus Epstein-Barr (VEB) El riesgo de infección con VEB puede surgir meses después del cese de la terapia inmunosupresora utilizada para el trasplante. Otros virus herpéticos son el Virus de la roséola infantum (HHV6) y el Virus del sarcoma de Kaposi (VHSK), por otra parte el virus no herpético más común que se asocia al tto oncológico es el VPH El cual tiene como tratamiento la cirugía y estudio anatomopatológico, también se puede realizar cirugía láser, crioterapia, y se han descrito inyecciones intralesionales de interferón alfa en lesiones recurrentes

Tratamiento odontológico posterior al tratamiento oncológico

- Mantener control mediante Rx de tipo panorámica para valoración de cambios óseos, al igual que valoración en consulta odontológica.

- En caso de realizar odontectomías se debe esperar 2 meses y un año luego de la radiación por el riesgo de ORN en caso de no poder esperar el tiempo indicado se realizan 20 sesiones de OHB antes de la cirugía y 10 sesiones después se maneja cobertura antibiótica con penicilina G 1 millón de U.I. antes de la odontectomia y 500 mg de penicilina V vía oral 4 veces al día por 10 días, comenzando 1 hora después de la administración intravenosa. En los alérgicos a la penicilina se dará 1 gr. de eritromicina 1 hora antes de la cirugía y 500 mg de eritromicina oral 4 veces al día por 10 días.

- En caso de no poder hacer terapia de OHB se puede recurrir una semana antes de la cirugía a la pentoxifilina 400 mg dos veces al día junto con 1000 UI de vitamina E y luego de la cirugía continuar por 7 semanas más. Se debe realizar colgajo y sutura para cubrir defecto.

- En cuanto al tratamiento protésico se espera 1 año o 2 posterior a RT y posteriormente al mismo se evalúa estado de salud general, contaje de glóbulos blancos, rojos, plaquetas, evitar hábitos tabáquicos... en caso de implantes se debe evitar uso de vasoconstrictores, usar baja revolución, abundante irrigación y técnica lo más atraumática posible. Esperar 6-8 meses antes de cargar el implante y no usar prótesis de transición. Manteniendo controles periódicos y terapia de OHB, con el mismo protocolo utilizado en casos de extracción postradiación, además de esto la prótesis debe tener un diseño que facilite la higiene. Por último, considerar defectos maxilofaciales y el uso de colgajos libres para el restablecimiento de estética facial.

		Potencia relativa y dosis	Grupo R2			Niveles de CTX y riesgo
Bifosfonatos	Etidronato	1 300-750mg diario por 6 meses	Alquilo	Enfermedad de Paget	Oral	**Valor de CTX / Riesgo para ONJ** 300-600pg/mL — Ninguno 150-299pg/mL — Ninguno o mínimo 100-149pg/mL — Moderado Mayor o igual 100pg/mL — Alto
	Tiludronato	50 400mg diarios por 3 meses	Cloro cíclico Contiene nitrógeno			•Procedimientos dentales con riesgo a producir ONJ
	Alendronato	1000 10mg diarios 70mg a la semana	Aminoterminal Contiene nitrógeno	Osteoporosis		•Espontáneo •Extracciones •Periodontitis •Cirugía periodontal •Implantes dentales •Apicectomía •Eliminación de Torus •Duración y tipo de bifosfonato utilizado •Localización anatómica (mas frecuente en mandíbula) •Enfermedad bucal concomitante •Factores sistémicos •Factores genéticos
	Residronato	1000 5mg al día 35mg a la semana	Nitrógeno cíclico Contiene nitrógeno			
	Ibandronato	1000 2.5mg al día 150mg al mes	Nitrógeno de cadena larga Contiene nitrógeno			
	Pamidronato	1000-5000 90mg por 3 semanas	Aminoterminal Contiene nitrógeno	Metástasis óseas	Endovenoso	
	Zolendronato	10.000 4mg por 3 semanas	Nitrógeno cíclico Contiene nitrógeno			
Anticuerpos monoclonales	Denosumab	1mg/kg 60 mg Cada 6 meses		Osteoporosis Metástasis de tumores sólidos Hueso osteolítico Hipercalcemia maligna	Subcutáneo	•Actúa sobre el sistema RANK/RANKL
Angiogénicos	Bevacizumab	5 mg/kg Cada 14 días		Metástasis colorrectal Glioblastoma Metástasis renal	Endovenoso	•Se une al factor de crecimiento del endotelio vascular (VEGF), inhibiendo así la unión de éste a sus receptores Flt-1 (VEGFR-1) y KDR (VEGFR-2)
	Sunitinib	50mg 4 semanas seguidas y 2 semanas de descanso		Tumores neuroendocrinos pancreático Carcinoma avanzado de células renales	Oral	•Inhibe múltiples receptores tirosina kinasa (RTKs)

Bifosfonatos y fármacos antiresortivos

A pesar de sus implicaciones odontológicas pocos profesionales tienen precauciones previas al tratamiento con este grupo de fármacos, se han hecho numerosos estudios donde señalan los riesgos de la administración de los fármacos antiresortivos entre los cuales se encuentran los bifosfonatos, los anticuerpos monoclonales y los antiangiogénicos, en palabras sencillas estos fármacos contribuyen a la reducción de la resorción ósea, contribuyendo a la aposición ósea sin un recambio óseo es decir existe aposición de hueso "nuevo" sobre hueso "viejo" lo cual contribuye a que este no esté lo suficientemente irrigado y vital impidiendo la cicatrización de las heridas.

Tratamiento de osteonecrosis

Estadios MRONJ	Estrategias de tratamiento
Categoría de riesgo: paciente con tratamiento de bifosfonatos orales o endovenoso sin presentar signos ni síntomas	• Sin indicación de tratamiento • Educación del paciente
Estadio 0 Sin evidencia clínica, cambios radiográficos y síntomas	• Manejo sistémico, uso de ATB y analgésicos
Estadio 1 Exposición de necrosis ósea, o fístula, sin evidencia de infección.	• Enjuagues bucales • Educación del paciente • Interconsultas para valoración de necesidad de tto con bifosfonatos
Estadio 2 Exposición de necrosis ósea, o fístula, con evidencia de infección, con o sin drenaje purulento.	• Tratamiento sintomático con uso de ATB vía oral • Control del dolor • Enjuagues bucales • Debridamiento para aliviar la irritación del tejido blando y control de infección
Estadio 3 Exposición de necrosis ósea, la cual puede extenderse mas allá de la región alveolar presencia de fístulas, fracturas patológicas, comunicaciones oro -antrales u oro-nasales con evidencia de infección, dolor, presencia de osteólisis en borde mandibular o piso de seno maxilar	• Enjuagues bucales • Manejo sistémico, uso de ATB y analgésicos • Debridamiento quirúrgico, resección ósea

Para el tratamiento de la osteonecrosis inicialmente se debe estudiar en que estadio se encuentra, en los últimos se puede considerar el tratamiento con oxígeno hiperbárico la cual consiste en inhalaciones intermitentes de oxígeno puro, bajo presiones superiores a una atmósfera, la mayoría de los tratamientos son dados a presiones entre 1.5 y 2.5 atm y su duración usualmente es de 45 minutos, esto crea un incremento de la capacidad de difusión y tensión del oxígeno en los líquidos.

Efectos del Oxígeno Hiperbárico en tejidos bucales irradiados

- Aumenta el rango normal de oxígeno y estimula la formación de colágeno promoviendo nueva microvascularización.

- Combate la hipoxia del tejido, promueve la cicatrización y previene la infección

- El incremento de los niveles de oxígeno en los tejidos está relacionado al incremento de la oxigenación y perfusión de estos

- Neoangiogénesis en tejidos irradiados

- Aumentan la osteogénesis y la neovascularización.

Conclusiones

Todas estas condiciones sistémicas deben ser estudiadas previo al tratamiento odontológico con una interconsulta médica anticipada que permita al odontólogo o especialista tratante manejar de forma adecuada el cuadro clínico, donde se especifique que tipo de patología tiene, desde cuando se presentó, como ha sido el manejo de dicha patología. Y al tener la lista de fármacos procederemos a buscar las posibles interacciones de estos para brindar un tratamiento adecuado.

Un examen de laboratorio completo (hematología completa, pt, ptt, glicemia, urea y creatinina) nos pueden ayudar para poder diagnosticar y referir a tiempo ya que la mayoría de los pacientes dicen encontrarse sanos.

Al realizar la anamnesis hacerlo según los límites socio culturales y en un lenguaje sencillo por ejemplo si ud pregunta ¿está bajo tratamiento con bifosfonatos? a ud lo mas probable le digan que no, pero si ud pregunta ¿a ud le indicaron calcio una vez al mes? puede que allí tenga una respuesta más certera.

Finalmente, todos los pacientes deben ser tratados de manera sistémica e individual y siempre considerarlos como pacientes VIH+ hasta demostrarse lo contrario por lo que debe mantener una conducta profesional con todas las medidas y barreras pertinentes.

Bibliografía

- Javier Fernández Feijoo, Rafael Garea Gorís, Marta Fernández Varela, Inmaculada Tomás Carmona, Márcio Diniz Freitas, Prevalencia de enfermedades sistémicas entre los pacientes que demandan atención odontológica en el sistema público y en el privado, Medicina oral, patología oral y cirugía bucal. Ed. española, ISSN 1698-4447, Vol. 17, Nº. 2, 2012, págs. 102-107

- Bonilla Espinoza y cols. Manejo de los pacientes con enfermedades sistémicas atendidos en los quirófanos de la Facultad de Odontología UNAN-León."2008, Universidad Nacional Autónoma de Nicaragua UNAN-León

- Sebastián A. Álvarez Razo, Kleber A. Vallejo Rosero Prevalencia de enfermedades sistémicas en pacientes sometidos a extracciones simples Dominio de las Ciencias, ISSN-e 2477-8818, Vol. 3, Nº. 3, 2017, págs. 470-486

- Andrea Lozada-Zapata Julio Piscoya Carlos Shiraishi-Zapata Wilfredo Mendieta-Albañil, Calidad de vida y adherencia terapéutica en un programa de hipertensión arterial Rev. salud pública 22 (6) 03 Feb 2023Nov-Dec 2020 https://doi.org/10.15446/rsap.V22n6.88007

- Quichimbo Moran, J. S., Camino Valdez, J. A., & Beltrán Bravo, L. G. (2023).
Tratamientos indicados para controlar la presión arterial. RECIAMUC, 7(1),
390-399. https://doi.org/10.26820/reciamuc/7.(1).enero.2023.390-399

- Robert Álvarez-Ochoa y cols. Factores de riesgo de hipertensión arterial en adultos. Una revisión crítica Revista Latinoamericana de Hipertensión. Vol. 17 - Nº 2, 2022

- Organización Panamericana de la Salud. Síntesis de evidencia y recomendaciones: directrices para el tratamiento farmacológico de la hipertensión arterial en adultos [Synthesis of evidence and recommendations: guidelines for the pharmacological treatment of arterial hypertension in adultsSíntese de evidências e recomendações: diretrizes para o tratamento farmacológico da hipertensão arterial em adultos]. Rev Panam Salud Publica. 2022 Sep 26;46: e172. Spanish. doi: 10.26633/RPSP.2022.172. PMID: 36177299; PMCID: PMC9512685.

- Hoshide, S., Yamamoto, K., Katsurada, K. et al. Agreement regarding overcoming hypertension in the Asian Hypertension Society Network 2022. Hypertens Res 46, 3–8 (2023). https://doi.org/10.1038/s41440-022-00994-1

- Graudal NA, Hubeck-Graudal T, Jurgens G. Effects of low sodium diet versus high sodium diet on blood pressure, renin, aldosterone, catecholamines, cholesterol, and triglyceride. Cochrane Database Syst Rev. 2020;12:Cd004022

- Moret, Yuli, Pérez, Celenia, & Rivera, Helen. (1999). Linfoma no Hodgkin de células grandes no hendidas de la cavidad bucal: Reporte de un caso. *Acta Odontológica Venezolana*, *37*(3), 136-138. Recuperado en 20 de febrero de 2023, de http://ve.scielo.org/scielo.php?script=sci_arttext&pid=S0001-63651999000300025&l

- Lambertini P, Arianna, & Guerra, Maria Elena. (2007). Linfoma no hodgkin (LNH) asociado a SIDA en la cavidad bucal.: Reporte de caso clinico. *Acta Odontológica Venezolana*, *45*(1), 100-108. Recuperado en 20 de febrero de 2023, de http://ve.scielo.org/scielo.php?script=sci_arttext&pid=S0001-63652007000100019&l

- Porte García,Gutiérrez Lizardi, y cols. Manejo odontológico en pacientes con
  trastornos hematológicos. Revista ADM. Enero – Junio 2022;

27-32.

- View of Dental management in pregnant women: Literature review (rsdjournal.org)[1]

- Reinoso Ortiz y cols. Manejo odontológico en mujeres embarazadas: Revisión de la literatura Research, Society and Development, v. 12, n.2, e6012239931, 2023(CC BY 4.0) | ISSN 2525-3409

- Peterson D E, Barker N P, Akhmadullina L I, et al. Phase II, randomized, double-blind, placebo-controlled study of recombinant human intestinal trefoil factor oral spray for prevention of oral mucositis in patients with colorectal cancer who are receiving fl uorouracil- based chemotherapy. J. Clin. Oncol. 2009. 27 (26): 4333-8.

- Lanza Damian (2011) Tratamiento odontológico integral del paciente oncológico. Odontoestomatología / Vol. XIII. N° 17 / Mayo 2011

- Ripollés de Ramón J, Gómez Font R, Muñoz-Corcuera M, Bascones Martínez A. Actualización en los protocolos de extracción dental en pacientes anticoagulados. Av. Odontoestomatol 2012; 28 (6): 311-320.

- Rotaeche R, Etxeberria A, Moreno M. (2007) Conducta a seguir en las extracciones dentales en los pacientes que toman aspirina y clopidogrel como profilaxis secundaria de enfermedad cardiovascular

- Silvestre F, Miralles L, Tamarit C, Gasco R. Manejo clínico odontológico del paciente con cardiopatía isquémica: actualización. Medicina Oral 2002; 7: 222-30. © Medicina

---

1. https://rsdjournal.org/index.php/rsd/article/view/39931/32731

Oral. B-96689336 ISSN 1137-2834

- Alven Jesús A., Arreaza Indriago, (2014) MANEJO ODONTOLOGICO DEL PACIENTE HIPERTENSO Acta Odontológica Venezolana - VOLUMEN 45 N° 1

- Harris Ricardo J, Fortich Mesa N, Díaz Caballero A. Fisiopatología y manifestaciones bucales de la enfermedad de Parkinson: Una revisión actualizada. Av. Odontoestomatol 2013; 29 (3): 151-157.

- Estrada I., Martínez H. (2012). Diagnóstico y tratamiento de la enfermedad de Parkinson. Revista Avances; 25 (5).

- Diz P, Ocampo A, Fernández J. Alteraciones cuantitativas y funcionales de los neutrófilos. Medicina Oral 2002; 7: 206-21. © Medicina Oral. B-96689336 ISSN 1137-2834.

- Aronoff GR, Bennett WM, Berns JS, Brier ME, Ksabekar N, Mueller BA, Pasko D, Smoyer WE. Drug prescribing in renal failure. 5th ed. Philadelphia: American College of Physicians. Disponible en: http://kdpnet.louisville.edu/renalbook/adult/.

- Tonelli M, Wanner C. for the Kidney Disease: Improving Global Outcomes Lipid Guideline Development Work Group Members. Lipid Management in Chronic Kidney Disease: Synopsis of the Kidney Disease: Improving Global Outcomes 2013 Clinical Practice Guideline. Ann Intern Med. 2014;160:182-189.

- KDIGO 2012 Clinical Practice Guideline for the Evaluation and Management of Chronic Kidney Disease. Summary of

Recommendation   Statements.Kidney   International
Supplements   (2013)   2,   419–28.   Disponible   en:
http://www.nature.com/kisup/journal/v3/n1/full/
kisup201277a.html

- European Consensos Group on Hepatitis B immunity. Are booster immunisations needed for lifelong hepatitis B immunity? Lancet 2000; 355: 561-5.

- Loscos López, E. Colomer Rubio, y cols. (2012) Actitud a seguir en el caso de accidente biológico, M. Bel ReverterVol. 12 – Núm. 9 – Octubre-Noviembre 2002 MEDIFAM 2002; 12: 538-549

- Fauci AS, Lane HC. Enfermedad por el virus de la inmunodeficiencia humana: SIDA y procesos relacionados. En: Braunwald, Fauci, Kasper, Longo, Jameson, editores. Harrison: Principios de Medicina Interna. 15ª ed. Madrid: McGraw-Hill-Interamericana, 2002. p. 2164-36.

- Castellanos Suarez,(2015) Medicina en Odontología Manejo dental de pacientes con enfermedades sistémicas Manual Moderno 3ra Ed.
- Akram Al-Makki, Donald DiPette, and cols. Hypertension Pharmacological Treatment in Adults: A World Health Organization   Guideline   Executive   Summary HypertensionVolume 79, Issue 1, January 2022; Pages 293-301https://doi.org/10.1161/
HYPERTENSIONAHA.121.18192

Don't miss out!

Visit the website below and you can sign up to receive emails whenever Ksenia Basov publishes a new book. There's no charge and no obligation.

https://books2read.com/r/B-A-LATP-GGVYB

Also by Ksenia Basov

Conocimientos básicos odontológicos
Fármacología básica para el odontólogo
Urgencias médicas en el consultorio odontológico
Enfermedades sistémicas en el consultorio odontológico

Plus universitario
Tecnicas de estudio

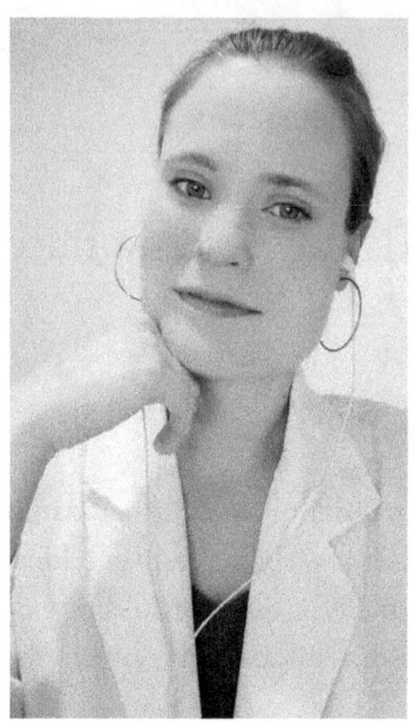

About the Publisher

Hola mi nombre es Ksenia Basov y mi propósito es ayudarle a crecer y a continuar con su formación odontológica-quirurgica para mejorar la calidad de tratamiento en su consultorio odontológico, le dejo un resumen curricular de mi persona para conocernos mas :)

-Cirujano Oral y Maxilofacial egresada de la Universidad de Carabobo con sede Hospital Universitario Dr. Angel Larralde

-Docente colaborador en Cátedra Morfofunción micro y Morfofuncion Macro de la Universidad Tecnológica Equinoccial

-Creadora de Cursos, Ebooks, y Audiolibros que impulsan a los odontólogos mejorando con una formación contínua.

-Conferencista internacional con múltiples colaboraciones con el Colegio de Odontólogos de Venezuela, Colegio de Odontólogos de Cojedes, instituciones privadas tales como: Dentslife (España), Social UDD (Chile), Socieo (Venezuela), Soceo UACH (Chile), Lifedent T academy (Colombia)

-Múltiples publicaciones en artículos científicos.

-Creadora de Contenido en Pág web propia y redes sociales (YOUTUBE, Instagram)
Pág Web: drabasov.com
YouTube: Dra. Basov
instagram: @kseniabasov
email: info@drabasov.com